全民科学素质行动计划纲要书系

医博士系列丛书

寿星养生
经验大全

张倩　主编

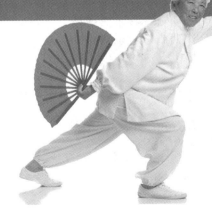

广西科学技术出版社

图书在版编目（CIP）数据

寿星养生经验大全 / 张倩主编. —南宁：广西科学技术出版社，2018.10（2024.4 重印）
（医博士系列丛书）
ISBN 978-7-5551-1066-8

Ⅰ. ①寿… Ⅱ. ①张… Ⅲ. ①长寿—基本知识 ②养生（中医）—基本知识 Ⅳ. ①R161.7 ②R212

中国版本图书馆 CIP 数据核字（2018）第 230118 号

寿星养生经验大全
SHOUXING YANGSHENG JINGYAN DAQUAN

张　倩　主编

策划编辑：罗煜涛　　　　　　　　　责任编辑：李　媛
责任校对：王雪英　　　　　　　　　装帧设计：韦娇林
责任印制：韦文印

出 版 人：卢培钊
出版发行：广西科学技术出版社
地　　址：广西南宁市东葛路 66 号　　　邮政编码：530023
网　　址：http://www.gxkjs.com

印　　刷：北京兰星球彩色印刷有限公司

开　　本：787mm×1092mm　1/16
字　　数：214 千字　　　　　　　　　印　　张：12.25
版　　次：2018 年 10 月第 1 版　　　　印　　次：2024 年 4 月第 2 次印刷
书　　号：ISBN 978-7-5551-1066-8
定　　价：89.00 元

《医博士系列丛书》

编委会

前　言

　　随着人们生活水平的提高，以及医学和相关学科的发展，人们的平均寿命越来越长。在新石器时代，很少有人能活到 30 岁以上；到了 1000 多年前的唐朝，人们的寿命虽已大大延长，但 70 岁以上的人依然罕见，所以唐诗里就有了"人生七十古来稀"的感叹；在现代社会，活到 70 岁以上的人随处可见，活到 80 岁甚至 90 岁以上的人也愈来愈多了。

　　据老年学专家观察，身体健康者多长寿，但长寿的人却不一定都很健康，长寿且健康才是人们梦寐以求的，也是老年人焕发青春的基础。否则，缠绵病榻，连生活都不能自理，不仅难以实现老当益壮的愿望，而且会给家人带来心理压力和极大的经济负担。长寿与健康和遗传有关，长寿者的子女多长寿，这是存在的，但长寿与健康并非完全取决于先天遗传，在自然规律允许的范围内，人们仍然可以通过自己的努力获得健康与长寿。衰老虽然不可避免，但是延缓衰老是完全可能的。

　　有着数千年历史的中国医学博大精深，不仅在防病、治病方面有完整的理论体系与极显著的临床疗效，而且在养生益寿方面也有丰富的实践经验。2000 多年前的中医经典古籍《黄帝内经》，其第一篇《上古天真论》就对人体养生延年的方法有十分精辟的论述。古今许多中医专家既是治病救人的圣手，也是实践中医养生理论获得健康长寿的寿星。

　　广西科学技术协会下属的广西科学技术普及传播中心出版的医药科普报纸《医药星期三》，创办 10 多年来，非常重视医药养生科普知识的宣传，每期专门开辟"养生益寿"专版，受到广大老年读者的关注与欢迎。编辑部特将当代长寿名医、长寿名人以及其他国内外众多的百岁寿星的养生长寿经验加以总结整理，汇编成《寿星养生经验大全》一书，以方便广大读者查阅、保存与学习。老年人通过阅读本书，可以获得丰富的养生益寿知识，有助于保持身心健康和延年益寿；年轻人阅读本书也能从中得到有益的启示，未雨绸缪，打下防衰抗老的基础，使自己进入老年期以后还能保持健康的身体和充沛的精力。

本书由南方科技报社原副总编辑李家强先生审稿。李家强先生为医学学士，1978年考入广西中医学院（今广西中医药大学）医疗系后便开始钻研中医养生学，曾任广西医学科普委员会委员、广西科普作家协会医学专业委员会委员，是中国科学技术协会"茅以升科技传播奖"获得者。

生命很可贵，养生不能少。随着现代社会的发展，养生保健已成为人们的一种生活时尚。本书的出版发行将为广大群众正确甄别各类养生误区、掌握正确的养生保健知识提供帮助。

由于本书收编整理的内容时间跨度长达数年，书中寿星年龄以当时的文章为准，与现年龄有出入在所难免，敬请读者见谅。

《医博士系列丛书》编委会

2018 年 7 月

目录

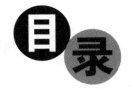

 名医养生

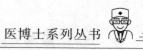

名人养生

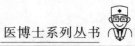

百岁寿星

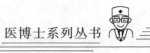

名医养生

老中医李可谈"春夏养阳"的道理

已故名老中医李可，1930年生，山西人，致力中医临床实践50多年。他对仲景学说极其推崇，倡导"难症痼疾，师法仲景"，擅长使用附子、乌头类峻猛药物救治危重急症疑难病人，为山西乃至全国的名医。

李老曾做主题为"中医的养生"的讲座，在养生界影响很大。以下是他的发言节选。

我来南方以后，看过的病人有1000多人。我发现一个很特殊的现象：我所看的病人中是阳虚寒湿证的十之有八九，而是阴虚火热证的百不见一二。根源是什么呢？我观察发现，关键问题就在于人们普遍使用空调，很多人患空调病。人们使用空调以后，阴寒之气会频频进入体内。室外像一团火那么热，进入有空调的室内，马上就变冷，感觉穿一件衣服都不够，这样反复把寒气压在体内，就导致各种病症出现，如头痛、慢性鼻炎、阴暑证。所谓阴暑证，就是暑天受寒得的一种病，它和暑热证不一样，阴暑证看起来是暑天得的热病，实际上是一种阴寒证。婴儿在开空调的环境中长大，最容易得哮喘。所以，我建议最好把空调温度调到26℃以上。

为什么在《黄帝内经》中有"春夏养阳"的提法？自然界的规律是春温、夏热、秋凉、冬寒，所有的动植物都要遵循这个规律。夏季天气特别热的时候，就是三伏天，在这个时候特别要强调养阳，因为这个期间阳气消耗特别大。由于使用空调、吃冷的食物、洗冷水澡而得病的人非常多，春夏养阳主要是针对这种情况提出来。春夏养阳是一个非常重要的原则，也是非常有效的一种方法。阳气不只春夏要养，一年四季任何时候都不要伤害它。

说到阴阳的关系，我们一般都认为阴阳要平衡，但这个观念不完全对。阳气是居于统帅地位的，是主导，所有阴的东西都是在阳的统帅下，绝对不是半斤八两、平起平坐。《黄帝内经》说："阴平阳秘，精神乃固。"阳秘，即当你的阳气处在一个固秘的状态下的时候，才能达到稳固。举一个例子，看阴阳盛衰在一个人不同生命阶段的表现，小的时候阳气旺盛，生长发育到成年以后，体内阴阳平衡，就处在一种健康的状态。但是，到老年以后，可能会无缘无故地流鼻涕、流口水、流眼泪，或者是小便忍不住，尿频，这些都是因为人在老年以后阳气衰弱，阳气失去统帅作用。

中医有一句话俗语：气为血帅。气和血的关系也不是半斤八两、绝对平衡。血能运行畅通，把营养输送到五脏的各个部位，得依靠气来推动、领导它。假如气要是弱就会出血，比如说牙龈出血，治这个病就是补气，如当归补血汤只有黄芪与当归两样药，其中黄芪用量是当归的两倍。补血为什么要重用黄芪呢？就是气领血这么一个道理。如果出现大出血，古人有一个对付的方法，就是说"已亡之血难以骤生，未亡之气所当急固"，在这种情况下，要赶快恢复阳气的统帅作用，这样很快就能完全止血，救活病人。所以阴和阳的关系就是气和血的关系，这么说大家可以理解了。

老中医皮肤好　养生经有三招

65岁的余土根教授，曾任浙江省中医院皮肤科主任。他平时工作忙忙碌碌，生活没有规律，但皮肤却白里透红、光滑不长斑，精气神十足。许多人好奇地问他有何养生经，他说，几十年来，自己在饮食、运动、保养方面绝不偷懒。

饮食——常吃萝卜祛湿化痰

余土根喜欢用枸杞子、黄芪、黄精泡茶喝。"这三样少一样都不行。我一天要喝两大杯，一杯500毫升，坚持喝了15年。"他说，"夏天还会加西洋参。"这几样中药食材可以补气、补肾、明目，而且不分男女，效果特别好。

不过人参并非人人可以吃，湿气重的人、脾胃不好的人都不适合吃人参。"萝卜与人参长相相似，作用却不同。"他说，"萝卜不但可以消食化积，还可以祛湿化痰，适合脾虚痰湿体质的老年人食用，更适合一年四季食用，平时我会做排骨炖萝卜、清蒸萝卜等，一周要吃上三四次。"

运动——打球养花健身养心

在运动锻炼方面，余土根喜欢打乒乓球，这不但可以活络筋骨，还能锻炼机体的协调性。除此之外，他还坚持每天走路半小时，别人去户外走，他买了台跑步机，天天晚上在家里走。他认为运动最大的好处，就是在锻炼身体的同时，还可以锻炼思维。

在家里阳台上，他种上了各种花草和蔬菜，闲时弄弄花草，浇浇水、松松土、抓抓虫，让心情彻底放松。"早上，我一般5：30起床；中午12点到下午1点，一定要睡一觉。"他说，中午不睡，下午工作就像疲劳驾驶，对身体很不好。

保养——皮肤按摩保湿不能少

余土根脸上皮肤白里透红、光滑，一点老年斑都没有，让许多女孩都羡慕不已。很多人问他怎样保养皮肤，他都会建议晚上早点睡，"晚上9点半到10点是皮肤'呼吸'的时候，这个点睡才是美容觉"。除了睡觉，按摩也很重要，不过他按摩的不是脸，而是头皮。不管是家里还是办公室，他都备着木梳，早晚梳头50下，目的是活血、促进睡眠，血液和睡眠改善了，皮肤自然会更好。

要想皮肤好，还需要涂护肤品保湿。"护肤品不能有防腐剂、色素、香精等，而且只涂乳液，不用霜。"他说，乳液容易被吸收，要根据自己的肤质来选择种类，夏天不要用油性护肤品。涂乳液也有讲究，早晚用热水洗脸，让毛孔充分张开，脸洗好擦干后，在3分钟内涂上乳液。

国医大师李玉奇的养生秘诀

国医大师李玉奇已年近百岁，然而体态健康，脏腑无疾，脑力充盛，反应机敏，记忆力强，所以然者何？养生之道使然也。

起居有规律

李老曾说："吾起居有矩，寝食有规。每日卯时随日出而起，缓带宽服漫步于庭。刻钟之后，夏日信步林荫，冬月踏雪户外，伸臂摇颈，活动筋骨。晚餐之后，或头戴明月或肩掮北斗，缓步漫行半个时辰。每日如此，归舍时自感身轻目明。"

豁达面对人生

心胸豁达也是李老长寿的法宝，李老调节情绪的方法就是画竹子，如果在生活上遇到不能排解的愤懑情绪，他就会拿来笔墨纸砚，画一幅随风飘曳的竹子以宣泄情绪。

脑常用，烟酒适量

李老深信大脑用进废退，愈用愈灵，所以他经常处于思考状态，头脑清醒，灵性不减。同时对于烟酒，李老并不禁绝，但会适量，一日抽两三支烟，酒则每逢兴致高时就饮一杯，他为此曾写一歌：

烟酒原本为佳珍，适宜少用可提神。

过量成瘾损脏腑，伤身减寿当审慎。

国医大师石仰山的养生经

在上海，只要说起石氏伤科，旁人都能讲出一段武侠往事——130年前的清代道光年间，石仰山的曾祖父、石记镖局的镖主石兰亭就常用家传独门秘方为同僚治伤，久而久之积累了一套疗伤整骨的独特经验。

老年人容易有这样那样的身体问题，需要平时养成良好的生活习惯，才能恢复健康状态。下面听一听83岁的国医大师、石氏伤科传人石仰山对健康的解读。

辅疗：教腰突症患者"腰椎操"

"在骨伤治疗中，只重视骨折、脱位的复位是不够的。"石仰山说，"还需筋骨并重，配合一定的推拿按摩，顺骨捋筋。"

在石氏伤科看病的患者会被叮嘱练功疗病。例如对于治疗腰突症，石氏伤科整理开发了辅助治疗的"腰椎操"：

1. 按摩腰部。两脚分开与肩同宽，双手按摩两侧腰大肌至发热。

2. 左右转腰。双手叉腰，两脚同肩宽，向左转腰，还原，再向右转腰，还原，两侧轮流各 10 次。

3. 向后踢脚。双手扶住固定物，足背绷紧，双足左右轮流向后踢各 10 次。

4. 左右弯腰。双手叉腰，两脚分开同肩宽，向左侧弯腰，还原，再向右侧弯腰，还原，两侧轮流各 10 次。

5. 迎风摇摆。双手叉腰，胯部依次向后、左、前、右方向摆动，再向反方向摆动各 5 次。

6. 闲庭迈步。双手叉腰，左脚向前，重心移向左脚，挺腰，坚持 3 秒，再把重心移回右脚，左脚尖向上，下压左脚，还原，两侧轮流各 5 次。

养生：自控饮食不贪口福

由于年轻时过于操劳，石仰山的健康曾出现问题，除了肝脏没什么问题，其他老年人该有的病都有了。1998 年退休后，他下定决心戒掉以前的不良习惯，比如嗜酒。在为病人治病时，石氏伤科常会用酒来活血化瘀，石仰山耳濡目染，自小便能喝白酒。"年纪大了，我把喝白酒的习惯改为冬季喝黄酒、夏季喝点啤酒，肠胃舒服了很多。"

对于自己的"三高"（高血压、高血糖、高血脂）问题，石仰山先从饮食开始调整，"年轻时我喜欢高油脂食物，一顿能吃三两肉，现在油炸和油脂之物就自觉少吃"。在血糖方面，他在坚持服药的同时，注意减少淀粉摄入。如今，他的血压和血糖都恢复正常了。

休闲：每月约老友聚会聊天

石仰山喜欢运动，上中学时是学校的运动健将，足球、篮球、排球样样精通；中年时他习练太极拳；如今除散步外，在业余时间，他喜欢听京剧、评弹和二十世纪三四十年代的爵士乐。前些年赴美国探亲时，他就去唱片店搜集了不少老唱片。

"在生活上别想太多，不要自寻烦恼，要有点阿 Q 精神。"石仰山说，在他们家只管下一代，不管第三代，"第三代就让下一代去管，自己尽到责任就可以了。"

在养老方面，石仰山很注重联络老友。他不做"宅男"，每月都会和老朋友聚会，喝茶聊天，天南海北都说，如过去在哪里工作、经历了什么等。

九旬国医鹤发童颜

国医大师颜德馨，1920 年出生于江苏丹阳的中医世家。今年 96 岁的颜老依然鹤发童颜、精神矍铄、手足轻健。生命在于流动，养生贵在气血流通，是颜德馨的健康理念。

气血畅　有天命

曾有人问颜德馨的长寿之道。他说："第一，我从不知老之已至，'宁负白首之心，不坠青云之志'。第二，正确认识保健之道，以'气血正平，长有天命'为纲，生活方式都服从气血通畅的原则。"

颜德馨强调生命在于"流动"，运动的目的就是促进气血的流通。因此，颜德馨的衣着讲究宽松，而不穿有约束感的紧身衣，以利于全身血脉的流动。此外，他还让自己的生活方式也"流动"起来，多交朋友，多参加户外运动，平时尽量以步代车。

"仁"长寿　"德"延年

《颜氏家训》（南北朝时北齐文学家颜之推所著）开后世"家训"之先河，颜德馨至今不忘儿时父亲的教诲，"'仁'是内心的完美道德境界，是天理，所以为人要谦虚，尊重他人"。颜德馨一生仁心仁术，即使是在"文革"中被下放到"五七干校"劳动，遇到病人有难，他不论多晚都会偷跑出去免费给人看病。

颜德馨称："《颜氏家训》强调克己复礼，就是要宽容待人，保持心胸豁达。"近年来，颜德馨养生的原则是：不发怒，遇到不愉快的刺激及时宣泄。或向亲人诉说衷肠，一吐为快；或写字练字，安心调气，气调则脉络自通，心脑舒展。颜德馨常研习颜真卿字帖，现在他书写的脉案，尤其是膏方，本身就是一张可供临摹的字帖。

慎饮食　常用脑

颜德馨的饮食随着年岁增长而有所变化，他认为年纪大了应正视自己的生理状况，选择适合自己、易于消化的流质或半流质食物。他的早餐很简单：一杯酸奶，两片面包，同时喝一大碗豆浆。午餐则是正常的普通饭菜。晚餐除了必要的外出应酬，一般都在自己家里吃粥加馒头或面条。

"老年人常动脑，勤于学习，保持头部血液循环畅通，有利于身心健康。"颜德馨自创了一种勤动脑的方法，即每晚睡前总结一天的工作，每天早晨醒后在脑子里制订新一天的打算。他所有的文稿以及工作计划，都是睡前醒后在脑子里想好的。这样做可保持大脑有足够的信息刺激和血液供应，预防老年痴呆。

国医大师晁恩祥的养生六句话

1935年出生的国医大师晁恩祥平时十分忙碌，除了定时出诊，还频繁飞往各地讲学、交流，但他始终面色红润、精神矍铄。曾有人向他请教养生秘诀，他将之归纳为六句话：心态需平和，锻炼自把握，饮食善调理，仪表要讲究，戒烟酒少喝，慎选保健品。

心态需平和

晁恩祥认为，老年人养生最重要的就是怀有平和的心态，不要计较，心胸应开阔。尤其是刚刚退休的人，有的往往还是什么都爱管，自寻烦恼，应该要服老不要逞强。他建议退休的老年人培养一些兴趣爱好，如练练字、学画画、听听京剧、下下象棋、学学电脑上网、玩玩游戏等。晁老认为快乐的心态能令人更勇于面对"劳、累、忧、烦"的现实。

锻炼自把握

晁老身体底子好，从小就是体育健将。强健的体格是支持他高强度工作的基础，在内蒙古支边时他常在零下30℃的环境中长途跋涉。晁老认为，老年人应适度锻炼，但运动的类型和锻炼的强度一定要从自身体质出发，要量力而行，不可盲从。他觉得适合老年朋友的锻炼方式有太极拳、八段锦等。

饮食善调理

保持身体健康，饮食调配非常重要。晁老认为老年人不能偏食，饮食应多样化，鱼、虾、牛羊肉、豆制品、蔬菜、水果，等等，种类多而量不多。少吃"甜、咸、油"。晁老特别强调他不推荐长期吃素，就他的经验和观察，吃素食并不能防治糖尿病，也有寺庙高僧即使长期吃素依然患糖尿病的病例。长期吃素还会导致缺乏必需的营养物质，使健康失去平衡。违反自然规律和生物天性的习惯往往并不利于养生。食疗养生可取，但也要因人而异。

仪表要讲究

晁老无论出诊还是外出讲学、交流，永远是西装笔挺，头发一丝不乱。哪怕在家中也衣着得体，注意细节。据晁老介绍，讲究仪表其实更多时候是为了让自己身心愉悦，而讲究体面，注意细节，是自尊自爱的一种表现，促进人们更加自觉地注意个人卫生和日常保健，久而久之，整体的生活状态和生活节奏也会使人更健康，最终形成良性循环。每一个人都应当注意个人的仪表，注意仪表可以增强人的自信心。

戒烟酒少喝

烟酒的危害自然无须再提，晁老不抽烟也不饮酒，偶尔聚餐时饮点红酒。长期抽烟不仅危害肺及气管的健康，是产生慢阻肺的根源，而且会使人防御外邪病毒、细菌的能力下降，可能诱发肺癌等肺部疾病，还是高血压等心血管疾病以及肝脏、肾脏病变的危险因素。二手烟还会危害家人的健康。适量饮酒可活血化瘀，加快新陈代谢，葡萄酒中所含的多酚有利于预防及缓解心血管老化。但过度饮酒将给肝脏带来沉重负担，还可能诱发老年人脑部退化和病变。

慎选保健品

晁恩祥认为，合适的保健品会对人体健康有所帮助，但应慎重选择，最好在医务人员或对保健品较为了解的相关人士的指导下选择和服用，切记保健品不可以替代药物。

国医大师：长寿重在调神

在中国称得上国医大师的人不多，李士懋算一个。他拥有丰富的临床经验，常年坚持研究医学。今年已 79 岁的他，依旧精神矍铄，声音洪亮，有着骄人的精力和体力。李士懋带教任务很重，常常下午组织学生讨论病例，晚上还坚持授课。这样的工作量就是对年轻人来说也是辛苦的，可他已坚持多年，这得益于他身心健康，养生有道。

说起养生，李士懋表示自己没有刻意服用什么保健品，饮食也很随意，没有坚持做什么养生功法，只是有时到公园散散步。他说："我没有什么养生秘诀，顺其自然，对生活无苛求，随遇而安。钻研岐黄，心无旁骛。在我看来，养生重在调神。精神之于形骸，犹国之有君也。神躁于中，而形丧于外，犹君昏于上、国乱于下也。"

中医理论认为"心主神"，心为君主之官，在志为神，神乱最先扰心。而使心神能保持清静的关键就是节欲，对声名物欲有所节制。生活中，李士懋就是一个清心寡欲之人，对名利淡然视之，少有计较，心胸坦荡宽广，无戚戚之忧，神志自然就不会受扰。李士懋常说人生在世，不如意者八九，如意者一二。人们应淡忘八九，享受一二，这叫"苦中作乐"；常怀感恩之心，不必怨天尤人，这叫"知足常乐"；心怀悲悯之心尽己所能，多帮助别人，不求回报，心中坦然，这叫"助人为乐"。古代就有"仁者寿"的说法，"仁者"不自私、少抱怨，心胸坦荡，寝食自安，当然就不易生病、健康长寿了。

李士懋认为，要想使神志不为世事所扰，必须有明确的人生观。他认为一个人最大的快乐是奉献，退休后，自己冗事已少，便潜心岐黄。看病、传承、写作，成了他生活中的三件大事，有了明确的目标，生活中纵有不快或闲言碎语，也能一笑了之。他说："我整天瞎忙活，傻乐呵，此即养神吧。"

李士懋认为，目前有些人过分注意食物的营养成分，吃个鸡蛋怕胆固醇会引起血脂高，吃点肉怕脂肪引起肥胖，其实，"四时之化，万物之变，莫不为利，莫不为害"，精细过度，可能因噎废食，这是背离养生之道的。

随着生活水平的提高，人们更关注自己的身体健康，有的人同时服用数种保健品，以补益药为多，对此，李士懋强调保健品和补益药不能画等号。有人虽然年事已高，但从中医四诊辨证分析，是肝火旺的体质，就应清肝平肝，此时再服人参、鹿茸等温补药就火上浇油了。

李士懋还认为，不同体质各有特点，药物保健当察其阴阳气血之有余不足，损有余补不足，以平为期，所以不能误解为保健就是吃补药。有学者对长寿之乡长寿老人的饮食、生活习惯进行研究，发现有的爱吃野菜，有的常年吃火麻仁油，还有的天天喝点酒，却没找到共性的东西，而清心寡欲、精神内守、寝食自安才是他们共同的长寿秘诀。古代皇帝服用无数仙丹妙药，长寿者无几，而那些名医仁心济世，专注医学，多是寿星。所以说，调神在养生中有着非常重要的作用。

七旬老中医养血有三招

人年纪一大，难免脸色发暗，皮肤长皱纹、长斑。可是有位1940年出生的老人，不但脸上身上不长斑，而且面色白里透红，皮肤细腻，怎么看都不像古稀之人，倒像是50多岁的中年人。她就是我国著名的周围血管病专家、名老中医陈淑长教授。陈淑长说，美容应该由内而外，她的养生、美容秘诀都围绕着"养血"二字，可总结为以下三招。

每天吃一勺三七粉

如今陈淑长每周出4次各半天的门诊，有的地方离家挺远，但她都风雨无阻。无论是否外出，她每天的饮食起居都很有规律，早晨按时按量吃早餐，比如牛奶、麦片、葡萄干、奶酪、面包片，最后把一小勺三七粉混在少量牛奶或开水中喝下去。陈淑长介绍说，三七又名"金不换"，《本草纲目拾遗》里说，"人参补气第一，三七补血第一"。此外，三七还具有活血、止血的功效，而老年斑往往是气血不足的表现，因此常服三七能让气血通畅、养颜、祛斑。她建议，30岁以上的人，如果脸上有斑，可以每天吃1～3克三七粉，混在开水、牛奶或粥里，搅匀后喝。

注重脚部的保健

陈教授从 20 多岁起，就不穿前面露脚指头的凉鞋了，而且从不光脚穿凉鞋。中医讲，"寒从足下生，病从寒中来"。脚在下，属阴，寒邪也是阴邪，所以脚是寒邪侵犯人体的重要途径；双脚离心脏远，血流量小，脚面的温度比上身低，一旦受凉、寒凝，就会影响气血的运行。唐代孙思邈说："血不运则百病生。"血液循环差，不但皮肤受损，还会出现胃痛、腰腿痛、痛经等症状，这就是"养树护根，养人护脚"的道理所在。陈淑长说，如今一到夏天，很多女孩穿着凉拖鞋就上街了，有的鞋甚至就是几根带子，很容易受寒，一定要引起注意。

注重运动

陈淑长讲究工作时"动静结合"，虽然坐在椅子上工作，但是她的双脚在下面总是做"小动作"——脚腕子不停地屈、伸，向里、向外转动。她解释说，这样做，下肢远端的小血管，包括动脉、静脉、毛细血管就都能得到活动，能让血脉更畅通。每天晚饭后，陈淑长都会慢走近 1 小时，天气好的时候去户外，天气不好就在家里的跑步机上走。即便坐在沙发上看电视，陈淑长的手和脚也都不闲着，脚指头经常动一动，同时用手按摩几个养生的穴位：涌泉穴、足三里穴、三阴交穴。特别是三阴交穴，是肝脾肾三条阴经交会的穴位，经常按压，能调补肝脾肾，让先天之精旺盛、后天气血充足。三阴交穴位于内踝骨最高点向上 4 指处，每次按 1～3 分钟即可。

九旬中医的生活习性歌

出生于 1917 年 10 月的陈景河，是齐齐哈尔市中医院主任医师。他从医籍中学得一些养生知识，习而用之，尽所行者，皆寓于日常生活之中。

1. 四季晨钟五下敲，起床梳洗赴市朝，去来散步一千整，双手叉腰并晃摇（3～5 分钟）。

2. 每天睡眠八小时，二十二时睡不迟，睡前搓足一百下，劳宫涌泉贯通期

（手心劳宫穴，足心涌泉穴，左手搓右足，右手搓左足，让劳宫经气通透涌泉，上下旋转，阴阳调和）。午睡时间六十分，恢复体力养精神。失眠之事偶然有，因时因事因多思。俗云欲寡精神爽，思多血衰宜戒之，平心静气自入睡，克服失眠法见机。

3. 春捂秋冻是民歌，冷暖穿脱要灵活。域差别守老成规，不知应变要吃亏。

4. 饮食有节日三餐，早饱午好晚要少。白菜豆腐多清淡，蔬菜多时花样换，肉类少吃补营养，切莫多吃留遗患。老年饭量日八两，兼以辅食增营养。晚餐之后要散步，不因胃肠上药铺。食入付出够消耗，体重不增自逍遥。

5. 饮茶嗜好习为常，清头明目日常饮，消食健胃去脂肪。饭后饮之无伤害，空腹浓茶损胃肠。

6. 保健食品用不多，重在锻炼血脉和。平时吃点葱姜蒜，激发食欲胃气和。辣椒成分是维 C，食量多寡任自宜。过犹不及要切记，食寝寡言不生气，生气胃气不下行，胃病多因肝气横。

7. 生平不吸烟，饮酒在晚餐，工作不误事，夜酌杯不贪。

8. 食色性也是天生，行有余力体魄充，好之恶之有差异，过度贪婪则损身。

9. 心宽不怕房屋小，陋巷颜回住得了，我的学识远差他，居住环境比他好。比上不足比下余，知足常乐不求齐。

10. 我的记忆比前减，尚能工作不怠慢。养神办法是有三：博览活脑想得宽，不动肝火冲头脑，保养肾气髓海添。

11. 养生之道是自习，涵养性和不生气，遇事退想乐有余，渐老方知其中义。

12. 早年学过八段锦，继之又学五禽戏。每日自由去散步，兼以吐纳调呼吸，晨起梳发暮搓足，功夫全凭用心意。

97 岁国医大师养生注重"入口"

颜正华教授是当今中医界国宝级的人物，他悬壶济世近八十载，救人无数。他热衷于中医教育，执教 60 余年，桃李满天下。

他更是一位长寿老人，今年 97 岁，依旧精神矍铄。97 岁的颜老是如何养生的呢？

颜老的第一个养生方法和他的饮食习惯有关，他告诉我们，老年人要想长寿，首先要注重"入口"。

"入口"有两层含义：第一是要有食欲，能吃得下去。第二是吃进去的食物要有营养。颜老日常饮食注重杂食，从蔬菜水果到杂粮主食，只要牙口容许，颜老都会适当摄取。

颜老喜欢吃枣，并且他偏爱吃蒸枣，这是颜老早餐餐桌上出现频率最高的一种食物。颜老吃蒸枣会把枣皮一点点剥开，去核后只吃枣肉。这种吃法一方面使红枣的口感更好，另一方面有助于脾胃消化吸收。颜老吃蒸枣会严格控制总量，最多不超过 5 颗，避免增加脾胃负担。

虽然熟吃红枣可能会导致维生素 C 等不耐热的维生素流失，但是铁、钾等矿物质仍然会被保留，可起到补血作用。同时，脾胃虚弱者生吃红枣会分泌过多胃酸，导致胃痛。因此，建议熟吃红枣。

颜老年轻的时候就十分注重运动，每天都要在北京中医药大学的操场上跑 1200 米。现在他虽然 97 岁了，但是依然每天下楼遛弯，坚持运动。颜老告诉我们，坚持运动可以促进体内气血循环通畅。

午餐和晚餐，颜老喜欢吃些多汤多水的食物，如大米粥、蔬菜粥、鱼肉汤。和很多老年人一样，颜老也喜欢喝粥。他最常喝的是大米粥，还会根据节气变化，适当加入些红豆、绿豆、百合、山药、枸杞子。

他说，人上了岁数容易阴液亏虚，会导致便秘，多吃些多汁多水的食物，可以滋阴，有助于润肠通便。

年过九旬仍出门诊的名中医

90 多岁了依然"战斗"在临床一线，每次门诊接待 20 多人还不停，以至于护士都要将来访者挡驾于门外，学生不得不给他"限号"——他就是浙江省杭州市中医院的国家级名中医杨少山。

一周两次的门诊，每次约诊 10 人，可往往加号至 20 多号，杨老一坐就是半天，年轻人都自叹不如。杨少山幼承庭训，年轻时即悬壶设诊于杭州城，每每扶危救厄。"以人为本"是杨老临诊一大特色，他说："病人生了病已是痛苦之事，用药要精心，要让病人易于接受，贵在坚持，才能体现疗效。"

"医者仁心，仁者方显大爱。杨老从医 70 余年，从未离开过病人。"杨少山工作室负责人徐红主任医师告诉笔者。

人的精力是有限的，把病人顾好了，自己的事往往就疏忽了。前不久，杨老突然发现自己的工资卡不知放哪里了，找了半天，才随口问了徐红一句。徐红打了一圈电话，最后在杨老儿子处找到了。"瞧，这记性！"杨老自嘲道。

杨老一日三餐，定时定量，不暴饮暴食，食物以清淡少盐少糖为主。他不挑食，有时候出门诊晚了，即便是医院的盒饭他也照样吃得津津有味。上了年岁后，杨老喜欢吃一些面食，如面条、馄饨，这些食物适合老年人的牙口，且容易消化。

杨老对病人几乎不开贵重药，他遵循"重在辨证施治，非价高则效""药补不如食补"的原则。今年，学生给他备了一根上好的野山参，给他补气养心。他说，冬天服用营养物质不易流失，更易吸收，现在条件好了，一个季度服用一根也不是难事，但具体对个人来说要讲究辨证施治。

杨老说，秋冬季节吃银耳，可以赛燕窝呢。银耳汤有益气清肠、滋阴润肺的效果。有咳嗽的人，这段时间煮点银耳汤，加点枸杞子、红枣或者莲子都是不错的选择，如果要够味还可放点冰糖。记住煮银耳时可以将它弄碎，口感会更醇厚。

杨老的锻炼方式很简单，就是散步。早些年，他会以医院为起点，出门绕着西湖散步。杨老的另一大养生秘诀就是起居有常，几十年来，杨老一直坚持早睡早起，定时入睡。

他说，古人很智慧，《黄帝内经》中早就指出了养生保健法："上古之人，其知道者，法于阴阳，和于术数，食饮有节，起居有常，不妄劳作，故能形与神俱。而尽终其天年，度百岁乃去。"比较一下杨老的"养生经"，实质正是自觉执行《黄帝内经》养生法则的典范。

杨老"淡泊名利，知足常乐"，实是法天地阴阳和谐之道，保持心态的平衡；"自然饮食，吃饱即可"实是饮食有节、饥饱有序的运用；"简单运动，起居有常"实是不妄劳作、和于术数的有氧运动方式；"生命不息，工作不止"，也是一种锻炼大脑而达到健身的方式。

四季洗冷水澡的国医大师

"动能增寿，静可延年。"这句话是 74 岁国医大师、贵阳中医学院第一附属医院主任医师刘尚义的养生之道，但他认为养生最重要的还是要知足常乐。在具体的养生方法上，刘尚义认为一般人要做好三个方面：适当活动、起居有常、饮食有节。

心态好 知足常乐

"养生最重要的就是学会放松自己的心情，做到知足常乐，凡事不要太计较！"刘尚义说，"养生之道的关键是知足常乐，不妄思妄动，充满感恩，安于所得，不贪求，力行所能，心安自然常乐。"

刘尚义强调，一个人养生贵在坚持。他年轻时常做的运动包括篮球、太极拳等，现在篮球等一些爱好已逐渐丢掉，唯有太极拳是家传的，仍坚持日日操练，一套打下来会觉得身心舒坦。

刘尚义建议大家闲暇时不妨打一打太极拳，让身体的每个部位都得到充分拉伸，从而起到疏通经络、调节气血、养心怡情的作用。除了太极拳，八段锦和散步他也长年坚持。

有节制 顺应四季

《黄帝内经》有云：上古之人，其知道者，法于阴阳，和于术数。食饮有节，起居有常，不妄作劳，故能形与神俱，而尽终其天年，度百岁乃去。"但现代的人却把酒当作饮料，过反常的生活方式，日夜颠倒，肆意酗酒，常常贪图一时的快乐而违背养生之道，"刘尚义称，"这样自然会百病丛生。"

刘尚义还强调，养生要尊重自然，即顺应四季变化、顺应环境变化。他说，自然就是秋收冬藏，人就应该春夏养阳，秋冬养阴。应该适应环境变化，随遇而安。刘尚义说，不论春夏秋冬，每天早晨他都会用冷水冲洗 2 分钟，这样可以增强人体对气温的适应力，让身体感受到大自然的气息。

八分饱　适口者珍

日常生活中，刘尚义有一些自我按摩的"功课"。"我每晚还会搓面揉肚，常擦鼻部迎香，此举可预防感冒。"他笑着说，"还会用拳搓肾俞，按摩膻中，这些都是对身体有益的。"

在刘尚义看来，西医讲究的是平衡饮食，而中医讲究根据体质搭配，什么都不可以过度，两者可互相参考。刘尚义自己在饮食上从不挑剔，他说胃以喜为补，适口者珍，以八分饱为宜。

名老中医柴松岩耄耋之年爱武侠

当代著名中医妇科专家柴松岩今年 88 岁了，依旧耳聪目明，思维敏捷，记性好。经她手的病人，重点情况她都了然于心。

许多老年人因上了年纪，记性大不如从前，常常忘事，那么，柴松岩是如何保持好记性的呢？柴松岩坦言，保持平和、宽容的心态，是对身体和精神最好的保养。

保持好心态听起来像句空话，但在柴松岩看来，"做人不要自讨苦吃"是最有效的方法。她说"很多事情在年轻的时候根本不是个事，但上岁数以后就扛不住了，就得学会躲、学会选择。要尽量避免情绪的过度波动，不找刺激，比如苦情的电视剧、电视节目我基本不看，家长里短、是是非非，离得远远的，不掺和，不劳神。即便是高兴的事，也要把握度，学会适度控制。"

闲暇时，柴松岩喜欢看古书，尤其是历史方面的书，因为此类书不会引起感情的大起大落，也属于不找刺激的范围。

柴松岩还喜欢看武侠小说。金庸、梁羽生书中的侠光剑影、抑恶扬善，令她惬意忘返。她认为武侠书里的人物写得有情有义，而故事的情节和结局多是善有善报、恶有恶报，大快人心。她说："武侠故事能让我忘记生活中的那些烦心事，以此摆脱负面情绪。"

柴松岩的枕边永远放着录音机和一摞相声磁带，听相声的习惯保持了几十年。每每入睡前听上一小段，伴着笑声渐入梦乡，感受明天的美好。这是保持快乐情绪的一大法宝。

随着年龄的增加，柴松岩一日三餐甚少食肉，亦不食辛辣之物。她说："两千多年前孔子告诉我们'肉虽多，不使胜食气'，就是提倡不可食肉多于食谷。油甘厚味滋腻，多食脾不运化，水湿内停，就有疾病发生的可能。这些老祖宗留下的观点，就是我的健康观、食疗观、膳食观。"

不少老年人常感叹"气不足，事情做多了有力不从心之感"，对于这个问题，柴松岩很爽快地回答道："那就睡觉啊，《黄帝内经》里说了，'阳气尽则卧，阴气尽则寐'，药补不如食补，食补不如睡补，睡眠是最好的补药。"

杭州名中医的抗癌养胃经

"《黄帝内经》开篇第一章就讲到中医的养生法则：法于阴阳，和于术数，食饮有节，起居有常，不妄作劳。"浙江省杭州市名中医、市中医院肿瘤科副主任张志娣教授翻开小本子说。这几句话她都抄录了下来，这些话的意思是要保持运动锻炼，不过饥、不过饱、饮食规律，睡眠有规律、不熬夜，工作生活尽可能不过度劳累。几十年来，她一直这样做。

作为医生，张志娣教授自己也有一套防癌抗癌经。她认为，60%的癌症与后天的生活方式有关。

50 岁后要少盐少糖

"我很少挑食，不会这个不吃、那个不吃。"对待饮食，张志娣教授一直很随性，不过不管吃什么，她都有个度。

"过了 50 岁，我吃素多、吃荤少。早餐一个鸡蛋搭配一个面包或馒头，碳水化合物一定要有。"许多人为了减肥，不吃米饭和面食，张志娣教授说，碳水化合物是饮食基础，即使是以治疗肥胖为目的，这样的饮食习惯也不能长期保持。

平时做菜，张志娣教授喜欢原汁原味，在家基本以蒸、煮为主，崇尚自然、健康。其中特别重要的一点是少盐少糖，这样可以预防肿瘤的发生。

"高盐食物对胃黏膜有损伤，是导致胃癌的间接因素。有些人胃黏膜破损，又持续吃太咸的食物，刺激胃黏膜加速病变。"张志娣教授说，少糖是另一个原则。肿瘤细胞喜欢糖分，她经常建议肿瘤患者要少吃糖。

30 岁后体质基本定型

工作中，张志娣教授喜欢泡一杯龙井茶。龙井茶比较淡，不太刺激胃，到了晚上，她也会喝，只不过不会放新茶。"我喝茶的习惯已经有二三十年了。"张志娣教授说，喝水对身体有好处，促进排毒、新陈代谢，皮肤也会更好。

"中医认为人体早上阳气生发，不主张用寒冷之物来压制，早起就吃水果不合适。俗话说：30 岁前胃养人，30 岁后人养胃。意思就是喝冷水的能力和习惯可以从小锻炼，小时候吃冷的问题不大，但到了 30 岁以后，体质就基本定型，需要我们养胃护胃。"每天中午 12 点到下午 1 点，张志娣教授要睡个午觉，起来以后吃一个苹果。

张教授认为，现代人物质生活条件好了，首先需要的是排毒，而不是总想着要补充什么。

蒸山药列入抗癌食谱

排毒要多喝水，保持大便通畅，还要学会减压，保持好心态。人们每天都应该多喝水，白开水最好。

"60％的乳腺癌患者都有过不愉快的生活经历，所以平时一定要学会调整心态。每个人都有适合自己的抗压方式，我比较推荐打球、游泳、走路等。"她说，防癌抗癌离不开饮食和运动。在抗癌食谱里，山药名列其中。近 5 年来，张志娣教授每天都会切一段细细的铁棍山药，带皮蒸熟吃，代替一顿主食。她认为，山药药食两用，它的保健功能是许多药材都无法代替的，有"白人参"之称，不仅补肺、健脾，还有益肾填精的作用，在《本草纲目》中被列为上品。铁棍山药比普通山药营养价值更高，蒸着吃最好。

百岁仍在出诊的名中医

80 岁时没有糖尿病、高血压，103 岁时还在出诊的他是谁？他就是名老中医杨友鹤。

杨友鹤出生于 1910 年，河南中医学院第一附属医院主任医师。80 岁时体检没有任何慢性病，包括高血压、糖尿病。他作为全国名老中医，103 岁高龄时仍在河南中医学院一附院国医堂坐诊，每周两次，风雨无阻。据身边的人说，杨老把上班看作参加重要活动那样庄重，西装革履，有时还要打上领带。百岁高龄的他鹤发童颜，少有疾病侵扰。

那么，他有什么长寿秘诀，活得如此精神呢？他总结了五句话。

第一句：再好的饭从来不多吃一口

杨友鹤说："今天的人生活无规律，以酒当水，饮食不节制，所以 50 岁就衰老了。我的养生秘诀是不贪吃、不多吃。再好的饭我从来不多吃一口。我的食谱通常是这样的：早上 1 碗牛奶，1 个鸡蛋，1 块绿豆糕；中午吃烙饼卷菜，有时吃两块红烧肉或卤肉；晚上吃小米或大米熬的稀饭，里面有红枣、梨、山药等。现在很多人吃饭时已经吃得很撑了，剩下几口舍不得丢掉，就勉强吃了。吃了这几口饭也许少浪费 5 块钱，但是日后将会花 50 块钱，甚至 500 块钱的药来'消化'这 5 块钱的饭。"

第二句：你不养生，毁掉一生

人活百岁不是梦，生活规律要保证，最好的心情是宁静，最好的药物是时间，最好的运动是步行。

杨友鹤说："我每天早上 6 点起床，晚上 8 点睡觉，午饭后在屋里走 150 步再休息，生活有规律。现在很多年轻人晚上不睡，白天不起，生活不仅没规律，身体更是难长寿。

"我每天的锻炼主要是早上对着窗子做八段锦。具体方法是：站起直立，两手掌心向外向上托起，然后弯腰，像打捞东西一样双手下捞，这叫'托天捞地'，可帮助消化。双手叉腰，脖子和腰部一起左右扭动，这叫'摇头摆尾'，可去心火。每天做 20 分钟左右，常年坚持。"

第三句：从不吃补品，只喝三解汤

据杨友鹤的四女儿杨雪琴介绍，在养生方面父亲没有刻意去追求，也从不用补药。他认为"正气存内，邪不可干"，即只要自身的免疫系统不被破坏，病邪就不容易侵入。所以，他一般不用抗生素等西药，偶有感冒咳嗽，就自己开点汤药来调理一下，以保持机体气血平衡。

家中备有一种叫"三解汤"的茶饮。具体方法是：生绿豆50粒，毛尖茶8克，冰糖15克。将绿豆捣碎后带皮同茶叶、冰糖共放入茶杯内，用开水冲泡，加盖焖10分钟左右，代茶频饮。由于生绿豆具有清肺热、解毒的作用，茶叶可提神助消化，冰糖能调和脾胃，配合在一起对感冒初期或因内热导致的咽喉干痛、轻咳等症均有很好的疗效，可作为保健茶长期服用。

第四句：生气就会生病，生气就是不要命

杨友鹤说："现在网上有句话说得好：'不作死就不会死。'真的，很多病都是自己作出来的，很多疾病都和生气有关，不生气就不生病。我深知，想长寿离不开好脾气。可是现在太多的人控制不住自己的脾气，经常火冒三丈、怒火冲天。这不仅伤身，更是折寿。

"人的情绪不稳定和负面情绪的多发与身体某些功能的失调、脏腑功能紊乱、气血循环不大好等有关。所以，当你情绪出现问题的时候，有可能就是身体健康问题的反映，这些都是相辅相成的。反过来说，要防微杜渐不生病，也要调整好情绪，即所谓不生气就不生病。"

第五句：心无杂念，才能不生杂病

杨友鹤说："长寿的人都有一个共同特点，那就是心无杂念。对于像我这样年纪的人来说，长寿主要是没有'非分之想'，我的脑子不装别的，除了上班，就是看报纸关心国家大事。我上班出诊不图别的，一是为了那些大老远跑来找我看病的人，二是为了那帮围着我的学生娃。

"现在很多人为了升职、为了钞票、为了房子、为了车子而拼命工作，但是活得不快乐、不自在，最后有了房子、有了车子，就是没了自己。俗话说'人为财死，鸟为食亡'。一旦过于追求这些，就会心里不平衡，有了一百万元羡慕有一千万元的人，有了一千万元，又想要一个亿元。可是即使有了一亿元，真的有命花吗？再有钱不如有健康。"

全国名老中医鲁贤昌的家传保养经

餐餐都不吃饱，恐怕很多人都受不了，但 81 岁的全国名老中医、浙江省中医院主任中医师鲁贤昌教授却日日坚持。这个从小就在父亲身边耳濡目染养成的习惯，让他如今的血管质量如同年轻人，就连给他做体检的 B 超医生都啧啧称奇。

一家三代人常年限食

见到鲁教授，第一印象是瘦。不过他却笑眯眯地说："年纪大了还是瘦点好。"鲁教授家有个传了三代的养生习惯，不管吃什么菜，都是一碗的量，从不吃饱。

"我爸爸、我、我儿子都是医生，我的养生理念从小受爸爸启发。他喜爱劳动，平时限制饮食，吃饭从来都是定时定量，他告诉我吃太饱不好。"鲁教授说，自己当了医生后，才知道限食的好处。"一般人到 50 多岁就会有动脉硬化、血管斑块，我年年体检都查不出毛病，血管老化问题我统统没有，连 B 超医生都以我为样板，认同我的养生方式。"

平时，鲁教授餐餐都是吃一两半米饭，不挑食，吃得杂，对菜式也没有要求。早上，他通常用黄豆、黑豆、芝麻、核桃等十多种磨好的粉冲大半碗米糊吃，另加两片香糕。中午前还会用高压锅蒸点红薯、南瓜、莲藕当点心吃。中饭和晚饭炒点包心菜，炖点萝卜排骨等。

鲁教授有个习惯，吃不完的菜都会倒掉，绝不放过夜，特别是菜汤，里面亚硝酸盐、嘌呤比较多。他说，尿酸高的人经常喝汤容易痛风。"我爸爸活到 86 岁，在那个年代算是长寿了。我受他影响，从不吃零食和凉食，很注意保暖，常喝热水。"

他总结，限食对身体有五大好处：血糖稳定；血脂不升高；减少细胞衰老；T 细胞增多，抵抗力好；细胞代谢速度加快。

不吃市面上卖的保健品

如今，很多人会经常买保健品吃，认为这是一种保养手段，但在鲁教授看来，许多保健品里添加了激素等成分，盲目吃反而容易致病，"铁皮枫斗、西洋参片、灵芝孢子粉等，吃的人很多。但中医认为人分九种体质，有痰湿、气血两虚等不同，养生绝不能千篇一律。"

那么鲁教授如何保养呢？他说，自己每年冬天都要吃根参，20克别直参和5～10片西洋参，加冰糖炖水，吃一整个冬天。为什么选择别直参，他说现在市面上的野山参几乎都是人工种植，年份短，药效不太好。别直参又叫高丽参，产自朝鲜，性温，和性凉的西洋参一起炖，吃了精神好、生活质量高。

"我一般都是一次炖好放进冰箱，每天拿出来喝几口，水少了就加水再炖，已经坚持了20年。"鲁教授说，"适合自己的保养方法就是好的，即使体检指标不太好也没关系，自己感觉有效果就好，有句话说得好，'有效就是科学'。"

打太极拳只为内养性情

"平时锻炼最好的方法就是走路，世界卫生组织推崇'健步行'，意思是能走多少就走多少，能走多快就走多快。"每晚吃完晚饭后20分钟，鲁教授就要下楼去小区里走上10到15分钟。他说，走路时全身80％的器官都在运动，是一项最简单的运动。

平时，鲁教授常常低头看病历写病历，不用工作时，除了走路，他还会做做自由体操，工作时，就多做做仰头、弯腰、踢腿的动作，"八段锦、五禽戏我都学过，不过最喜欢的还是打太极拳。"他说，打太极拳时意念集中、心境平和，疾病也少了，这是一种内在调养。

与年轻人爱熬夜相反，鲁教授从来都是早睡早起，他不喜欢过夜生活，晚上7点一过就上床，早上6点半必定起床。别人都以为他睡眠质量特别好，其实不然。"我不太容易睡着，睡前一般会背些英语单词或平时用的处方，想着想着就慢慢睡着了。"鲁教授说，如果到8点半还没睡着，他会起床吃1/4颗安眠药，要是后半夜1点醒来，他还会再吃1/4颗，一觉到天亮。"有人说吃药不好，容易上瘾，我还为这个问题专门和同行探讨过，并达成了共识：吃一点点药能获得好睡眠，相比失眠到天亮，其利更大。"

冬天要穿羊绒护膝

鲁教授平时坐诊，看得最多的毛病就是风湿。中医讲"冬要藏"，他说："我每年一到天冷的时候就穿羊绒护膝，从大腿一直包到小腿肚，保护膝关节。尤其是平时关节就不好的人，更建议要穿，原因有三：我们的两膝关节皮下脂肪少，保暖性能差；膝关节是活动关节，我们走路、跑步等都要靠它，运动量大；膝盖结构复杂，一旦损伤不易恢复。羊绒的保暖性能最好。一般天不太冷时，我都贴身穿。从中医的角度来讲，阳虚体质、怕冷、脉细的人都应该要穿。"鲁教授还买了好多羊绒护膝放在诊室，让病人都穿上保护膝盖。

名医夫妇的食疗养生经

郭志强、郭维琴夫妇二人皆为北京东直门医院主任医师，国家级名老中医。郭志强在 69 岁得了肺癌，术后用中药增加自己的免疫功能。他用的是甘桔茶这个方子，取甘草 6 克，桔梗、玄参、麦冬各 10 克，泡水喝，能养阴生津，滋阴降火。

郭志强说，中医认为肺开窍于鼻，上系咽喉，其功能主要是呼吸，其本身喜润恶燥。到了冬天屋里开暖气或者吃一些容易生热的东西，容易使人上火咳嗽，表现为口干舌燥、带刺激性的咳嗽、无痰或痰很难咳上来。古方中的"桔梗汤"有桔梗、甘草，他又自己加了玄参、麦冬。麦冬是一个敛阴生津的药。玄参有点苦，但养阴解毒、滋阴润肺，能降火，是治疗咽喉肿痛的常用药。

郭维琴是我国已故中医学家郭士魁之女，著名中医心血管病专家。郭老家中常吃的一味菜是腌薤白头。薤白，又称野蒜、独头蒜，是一味辛温的药。辛就是能够发散、走窜，因此能够理气、宽胸、通阳，适合阳虚的人吃。阳虚的人表现为手脚冰凉、比较怕冷。

他们家中的腌制薤白头做法如下：（1）取薤白头，装盘，用盐腌一下。（2）放白糖、白醋调味后装入密封的容器，放在阴凉处 2~3 周后，即可食用。郭维琴说，血液靠心气和心阳才能在体内连环不断地运行，如果心阳不足，就容易产生寒，容易蜷缩。内脏血管也如此，遇到寒冷就收缩，严重的话还会痉孪。由于血管的收缩，血液运行缓慢，容易凝固，就容易引起胸痹、心痛，即我们现在说的冠心病、心绞痛。心阳虚造成的心脏不舒服表现为手脚凉，尤其是背凉。疼痛的时候，胸痛彻背，胸疼的同时背就疼。遇到寒冷，状况就会加重。动脉硬化随着年龄增长会逐渐加重，发现疾病的时候就应及时治疗，坚持吃药，注意适当地锻炼，少吃或不吃动物内脏。

"脾胃病国手"李振华的中医养生经

1924 年，李振华出生在一个中医世家，父亲李景唐是豫西名医。年幼时父亲便教他背诵汤头药性，在严父的指导下，李振华一步一步踏上中医之路，曾任河南中医学院附属医院副院长、河南中医学院院长等职。2009 年，他当选全国首批、河南省唯一一位国医大师。李老在数十年从医生涯中总结了不少宝贵的养生经验。

穴位按揉　养生保健

李老说，他常以指代针，揉搓百会穴，轻搓面部，以促进头面部的血液循环；轻拍涌泉穴、膻中穴，以此补肾、强心、健脑；指按听宫、耳门、颅息等穴位，以助听力；轻按迎香穴、风池穴，以防感冒；按足三里、内关、中脘、气海等穴位，以增强胃肠消化和吸收。

李老说，对于老年人而言，自己在家保健不妨试试穴位按揉或按压，不用吃药也不打针，就是最好的养生保健方法。李老建议，按揉穴位时以略为麻胀为准，每个穴位揉搓按压 50～100 次。他还常常叩齿生津，予以吞咽，以促进消化液的分泌。

动静结合　不做"宅男"

如今李老虽然已经不担任行政职位，但作为医生，他却从未想着真正退休。尽管年事已高，李老仍坚持每周坐诊看病，为病人解除病痛。坐诊看病时，李老的周围总是围着一圈学生，他说，在带徒弟和传承学术经验的过程中，他的内心可以得到充实和满足，与学生一起思考探讨一些疑难病例和问题，这帮助他增强脑力，起到了一定的健脑功效。李老说："常与年轻人相处，我自己也感觉年轻了不少，至少在心态上感觉年轻了许多，也增加了活力，振奋了精神。"

不出诊的日子里，李老有时练习书法，以静心安神定志，有时慢跑慢走，动静结合，不仅陶冶了情操，也活动了肢体，达到形神受益的养生功效。李老提醒老年人，日常生活方式一定要有规律，不过劳过累，也不长期呆板做"宅男宅女"，多出门去走动走动。

食不过饱　不贪享受

作为"脾胃病国手"，李老对于脾胃的养护自然最是重视。除了经常通过摩腹和按揉穴位来保养脾胃，李老还非常重视一日三餐的饮食问题。"我现在一日三餐，定时定量，食不过饱，每餐以七八分饱为宜，注重多种营养搭配，尤其是晚餐，注意粗粮细粮搭配，饭后吃一些帮助消化的水果，凡进食以能及时消化、腹部舒适为准，绝不贪图口舌享受。"

"顽童"心态　收获幸福

有人曾问李老："你大半辈子与病人打交道，睁眼就有一群愁眉苦脸、哼哼唧唧的病人等着你，你烦不烦呀？还有，以前年轻时需要隔三岔五带一帮学生解剖尸体，多影响情绪呀。"李老却说："在医院工作，每天都有新生命来到尘世，也有人离开这个世界，看惯了生生死死、悲悲喜喜，反而更冷静乐观了。你再有钱，每天也是吃三顿饭，睡三尺床铺，死了什么也带不走。何不趁活着时做些有意义的事儿，开心过好每一天呢？"难怪曾有同事说李老是个"老顽童"，一天到晚乐呵呵的，好像有喜事儿似的。

李老说，他现在心态很平和，因为对生活非常知足。在他看来，活到90多岁了，身体还好，精神还好，重要的是还可以做自己喜欢的工作，和爱的人在一起，和年轻人一起学习治病救人的良方，就是最大的幸福了。"我总是在想，每天醒来就有一群人等着让你看病，等着听你讲课，看着他们，心里就充满自信。被人需要、被人包围时，不仅不会寂寞，还有种幸福感。"

国医大师刘敏如："三自"养生也任性

　　见过成都中医药大学教授、中医妇科专家、国医大师刘敏如的人，很难猜到她今年已 84 岁。已至耄耋之年的刘敏如依旧体态优雅、面色健康红润，精力旺盛地出诊、参加学术研讨。作为第二届国医大师中唯一的女性，她一直备受关注。当被问及何以能保持这么旺盛的精力，刘敏如笑笑说："我的养生方式说来也简单，总结起来就六个字：自在、自律、自为。"

自在生活随性

　　"任性""不拘束"是刘敏如对自己的形容。"我这个人经常是有话想说就说。有时候在一旁的朋友、同学都会善意地悄悄提醒我说话'太直接了'。"作为地道的成都人，刘敏如有着典型"川妹子"的豪爽之气。

　　在生活中，这样的细节还有很多。虽已年过八旬，刘敏如说自己是"想睡就睡，说熬就熬"。"比如我要是想打盹了，就会放下手上的工作，去睡一会儿，无论谁也拦不住我。要是有工作需要加班加点，我也会睡得晚些，完全随性。"

　　说起养生的饮食秘籍，她说："我不挑食，喜欢吃就多吃些，但不会只吃喜欢的。"这似乎成为刘敏如饭桌上的箴言，每次和学生吃饭，学生都专门为她点一些适合老人家吃的菜，都被她"批评"：不要特别照顾我，你们吃啥我就吃啥。

自律吃得均衡

　　刘敏如追求生活自在，享受随意，同时她又是一个很自律的人。"虽然追求自在，但在工作上绝对还是要自律。"她说，"自在和自律看起来有些矛盾，但只要把握好度、掌握好平衡就好了。"谈起自律，刘敏如有自己的理解。

　　对于饮食，刘敏如虽然"百无禁忌"，但对于基本营养的摄入，她却有着严格的要求。"我每天一定保证吃鸡蛋喝牛奶，保证基本蛋白质的摄入。由于条件限制，不一定每餐都能保证食物种类丰富，但每天饮食的总量应该注重多种营养素的均衡。"午餐多吃些高蛋白类的食物，晚餐就不妨多吃些蔬菜、水果，有益于消化，也能补充膳食纤维和维生素。

作为妇科专家，刘敏如认为女性的健康应讲求"自律"，更应该分年龄段进行不同方面的养护。她认为："女人只要内分泌调理平衡、气血充盈，就不会难看。"

她不主张盲目而人为地调节身体，她说："比如，有人用激素来调节月经，其实人身体的调节变化非常的精密和细微，外界的侵入反而打乱了它。医疗很复杂，身体也是动态的，中医的临床思维方法和手段是因人而异的。"

"自为"爱好丰富

身为中医大师，刘敏如的爱好却出人意料地广泛。"钢琴我会弹，也经常和朋友一起去唱歌，空余时间还经常画画。"在她看来，这些爱好也是养生的一大秘诀，她把这些称为"自为"，丰富自己的业余生活，保持愉悦的心情，人才会长寿。

在繁重的临床、教学、科研工作中，刘敏如总是保持着旺盛的精力，这让周围的同事、学生很是佩服。问起她有何法宝？她说，保持良好的心态最重要："我讲求'三自'，一是自信，这个好理解，但我也自我警醒，防止自己变得顽固；二是'自悟'，经常反思总结自己的所作所为，积累经验、弥补不足；三是'自格'，经常想到人在世上，不做违心事，所谓'半夜敲门心不惊'嘛。"

国医大师尚德俊：清淡饮食最养生

著名周围血管疾病专家尚德俊自 1995 年退休后，为了患者仍坚持每周到山东中医药大学中鲁医院出两次各半天的门诊，至今 20 多年来风雨无阻。每次出门诊，尚德俊都步行前往。他说："只要病人有需要，我就要坚持。"问及他的养生秘诀，尚老结合自己的日常生活习惯，从饮食、精神、运动三方面谈了自己的经验。

饮食

关于饮食起居的调养，尚德俊崇尚《黄帝内经》的一段话："上古之人，其知道者，法于阴阳，和于术数，食饮有节，起居有常，不妄作劳，故能形与神俱，而尽终其天年，度百岁乃去。"

尚德俊主张清淡饮食，尽量少吃过咸的食物，多吃粗粮。他认为饮食得当，既能补气养血，又能防病治病，这对周围血管疾病患者尤为重要。

尚德俊建议，患闭塞性动脉粥样硬化和糖尿病肢体动脉闭塞症的病人，饮食宜清淡，多食用植物蛋白（黄豆、黑豆、绿豆、赤豆）和鱼类，多吃新鲜青菜等。主食中细粮和杂粮（小米、玉米等）都要吃，但不可过量、过饱，避免身体肥胖。这些饮食调养疗法，从人的青年时代就要注意，对防治疾病和身体健康都有很大好处。

为了更加直观地讲解，他晒出了自己一日三餐的食谱：早餐，2个鸡蛋，稀粥或豆腐脑。午餐，五谷类稠粥一碗，青菜一般三种，配少量牛肉、瘦猪肉，盐很少。晚餐，稠粥或荞麦面条，青菜为主。他平时喜吃核桃、牛肉面、羊肉汤等；对山药、枸杞子、木耳、冻豆腐、豆芽、杂粮煎饼也情有独钟。

精神

尚德俊说，养生很重要的一点是少欲、心静、淡泊名利。私欲会干扰心神之清静，从而对身体产生伤害。我国医学古籍《黄帝内经》认为，"精神内守"则"病安从来"，"志意和则精神专直，魂魄不散，悔怒不起，五脏不受邪矣"。保持身心健康的最好方法是知足常乐，心胸坦荡，淡泊名利，宁静致远，顺应自然。"志闲而少欲，心安而不惧"，达到精神和生理上的和谐统一，才是最完美的健康状态。

尚德俊喜欢文学，他认为，阅读能提高个人的文化情操，感觉生活很充实、很有滋味。阅读也是很好的放松方式。如今他仍然每天看《齐鲁晚报》《生活日报》《作家文摘》，时常翻翻巴金、王蒙、老舍等人的回忆录。

他非常认同养生贵在养心的说法。书一读，心先静。读一本书，就像是在和书中的人物交谈，心情格外愉悦，一切忧愁烦恼都抛到了九霄云外。开卷有益，一本书就是一个世界，与大师对话，可以滋润灵魂、充实生活，使人快乐。善读书可以使人聪明，其实读书是一帖良药，有解除烦恼和宣泄苦闷的效果，能起到调整人心情的作用。尚德俊还爱好写作，写有多篇回忆散文。有书卷气的人，自然会有合理健康的人生态度、高尚的行为准则和高雅的情趣。

心境安宁，是养生中"养神"的重要内涵。因此，少私欲，才能保持心境宁静以养神。尚德俊光明磊落、心无邪念、对人友爱。重道德、乐观、精神内守，做到"嗜欲不能劳其目，淫邪不能惑其心"，这是他长寿的原因之一。

运动

《黄帝内经》提倡"形劳而不倦"，反对"久坐""久卧"，强调应"和于术数"。

尚德俊平时喜欢散步，每天都会去家附近的千佛山散步，来去40分钟，5～6公里路程。天气不好，他便由室外转到室内行走运动。他认可"一身动则一身强"的养生观点，提倡运动养生，可以选择如慢走、做体操、练气功、打太极拳、按摩等活动，也可以根据自己的体质、所处环境和爱好来选择运动。

事实上，适当的体育运动，可以使生活和工作充满蓬勃的活力和轻松愉快的乐趣；可以帮助建立生活的规律和秩序，提高睡眠的质量，保证充足的休息，提高工作效率；可以提高人体的适应力，增强对疾病的抵抗力。总之，运动可以使人强健体魄、防病防老、延长寿命。85岁高龄的尚德俊身体健康，多年来就是得益于这样的运动养生方法。

国医大师的"三因学说"养生法

现已87岁高龄的国医大师段富津老先生给人的第一印象是：身板硬朗，思维敏捷，声如洪钟。谈到如何养生，他坦言，并没有什么特殊的养生方法，如果一定要说有的话，可从"三因学说"论之。段富津认为，治病是为了愈病，养生是为了没病、少病，殊途同归。因此，治病有"三因"，养生亦应有"三因"。

内因：调心为上

从养生角度讲，"三因"之中，内因最为重要，而重中之重，便是心态的调整。

众所周知，喜、怒、忧、思、悲、恐、惊这"七情"，尤其是后六种情绪，最易过而伤人。而纵观"七情"，虽出于五脏，却与心之关系最为密切。《黄帝内经·素问》灵兰秘典论云："心为五脏六腑之大主，主明则下安，主不明则十二官危。"心对五脏六腑之影响，其大也如此。段富津认为，日常生活中，难免遇到不顺心的事，此时若不懂得适时调心，必然影响身体健康。

凡高寿之人，必心胸宽广。段富津提出，"遇事不怨人，凡事先替别人着想"，是保持良好心态的不二法门，而他也的确做到了这一点。"善于理解人，想亲人之所想，想患者之所想，想同事之所想，想学生之所想"，是身边的人对他的评价。

除此之外，段富津"从不计较个人得失，也没有过分的妄想和奢望"，正暗合《素问·上古天真论》中"恬淡虚无，真气从之，精神内守，病安从来"之旨，亦属于其独特的"内因"养生法之一。

外因：道法自然

人生天地之间，与天地自然之气相应，顺天者昌，逆天者殃，养生也是一样。段富津认为："最好的养生，就是道法自然，不违背天地四时自然之气。"

《素问·四气调神大论》中详细记载了顺应"春生、夏长、秋收、冬藏"四时之气养生的方法，而更为重要的是揭示了阴阳四时为"万物之根本"，"逆之则灾害生，从之则苛疾不起"的道理。

风、寒、暑、湿、燥、火这"六淫"为致病之外因，善养生者，当谨慎避之。然而，仅仅"避之"还不够，段富津提出，"还应顺应自然，保持自身正气的充盈不虚"。《灵枢·百病始生》中说"风雨寒暑不得虚，邪不能独伤人"，即是此意。

自然环境之外，社会环境也很重要。段富津坦言，多年来，无论是当学徒还是在后来的工作中，他都能做到与大家和谐相处，不仅工作、生活非常愉快，也为身体的健康注入了源源不断的正能量。

不内外因：守正和中

不偏，不倚，是谓"正"；无太过，无不及，是谓"中"。内因、外因之外，诸如饮食、起居、劳作等，皆属不内外因，以"守正和中"为要。

饮食方面，段富津并没有什么特殊的要求和嗜好，"按时吃饭，有啥吃啥，啥都吃，啥都不多吃"，可谓饮食有节。

段富津每天早晨五点半起床，洗漱完毕后，便开始在家里擦地，然后去早市买菜。如果下午要出诊，午饭后他一般都休息 10～20 分钟，以使下午能精力充沛地投入工作。晚饭后，他一般都会看书写作，十点便上床入睡。起居有常，天天如此。有人讶异于年届耄耋的他还每天擦地、买菜，对此，段富津解释说："人不能停止劳动，擦地、买菜这些活动既做了家务，又锻炼了身体，并且算不妄作劳，一举三得啊。"

广东名老中医：养生要顺其自然

梁剑波是广东省名老中医、广州中医药大学客座教授、主任医师，中国医学"岭南派"代表人物之一。梁剑波教授行医几十年，造诣精深，对养生颇有研究，尤其对中老年人的养生之道见地独树，身体力行，以长年积累的经验和体会，自成一套行之有效的健身方法。梁剑波教授年逾七十，声音洪亮、行动敏捷、精神奕奕、耳聪目明、发乌颜荣，是养生有道的典范。梁教授对老年人养生提出了以下几点建议。

不必跑步

一般来说跑步能使心血管扩张、筋骨长健，但对老年人来说不一定合适，如果患有动脉硬化、冠心病、高血压等病，则不宜跑步。梁剑波教授提倡《黄帝内经》的"夜卧早起，广步于庭。披发缓形，以使志生"。散步也讲究方式，如同"晚饭少吃口，活到九十九"，也要具体问题具体分析。脑力劳动者，每晚都要工作到 12 点，不吃饱怎能维持呢？故梁剑波教授不主张"少吃口"，而主张晚饭后散步。

除散步外，梁剑波教授还主张打太极拳，打十三式便可以。也可玩剑，多学几个招式，酷爱者还可学"剑穗"，对身体大有益处。游泳可增加肺活量，有哮喘等呼吸系统疾病的人，最好夏天去游泳锻炼，到冬天则少发作或发作甚轻。梁剑波教授用此法指导治疗了几十例哮喘病人，均收到较好的效果。

无须吃素

有报道说，某地区的百岁老人是吃素的，最长寿者 140 多岁。如以某人百岁来说明众人应吃素才能长寿，是以偏概全。

老年人的营养均衡很重要，应常吃些鸡蛋、牛奶、豆浆、鱼、鸡、猪肝、羊肉、兔肉等，食谱要尽量宽一点。肉食十分重要，古时的孔子、孟子都知道，"五十非帛不暖，七十非肉不饱。不暖不饱谓之冻馁。文王之民无冻馁之老者，此之谓也"。

遇事弗急

疾病、痛苦、忧患，每个人都会碰到。"急"解决不了问题，所谓"欲速不达"。梁剑波教授参加过唐山地震伤员的救治工作，观察到凡是病人急乱的，救治效果多较差。

火与怒都会影响人的身心健康。若恼怒伤肝，可令肝火盛而疾病丛生，亦可因恼怒而病难愈。七情所伤都可致病，《儒林外史》所说的范进中举后便疯癫了，就是欢喜过度造成的。

对于医者来说，即使病人病情严重，也要先安慰他们及其家属，病人心宽常可起到带病延年的效果。因此，平素应有涵养，遇事便不易上火动怒。故"遇事弗急，勿火勿恼"，应持之以恒，才能"百岁乃度"。

以上十二字是梁剑波教授养生经验的结晶。同时，梁剑波教授指出，做任何事，都不要过分，凡事过"度"都是违反自然规律的。梁剑波教授用"顺其自然"的原则，解决日常生活中遇到的具体问题，也是养生的重要内容。

梁教授认为，酒能调养气血，"活跃"心脏，酒中加入药材，对养生更为有益，睡前饮一二匙，胜于服"安定"。他自拟的简便处方，补气养血，久服则健体益寿，处方如下：党参、黄芪、黄精、枸杞子各 30 克，米酒 500 毫升。夏天浸 7 天，冬天浸 10 天便可饮用。

怎样才不会白发早生呢？梁剑波教授有一验方：制何首乌 15 克，女贞子、黑豆衣各 10 克。泡沸水于热水瓶中，每天饮用。中医认为"发为血之余"，肾气充旺，头发即乌黑。这三味药有滋阴养血补肾的功用，常服还能解决习惯性便秘及面部皱纹增多等问题。

国医大师自制心血管保健茶

国医大师李济仁教授 40 岁以前身体也有各种病，如心血管疾病、颈椎病等，曾被医生判定"要躺下不能动"。如今，李济仁教授已经 84 岁高龄，却依然每周坐诊、看病，身体好得很，这是为什么？以下为李济仁教授口述。

"我四十岁时身体大不如现在，颈椎病非常严重，（手臂）发麻。我去医院看病，大夫一看，说：'像你这个（颈椎的）片子，不仅是发麻，以后要躺下不能动。'

"我平常叫病人树立战胜疾病的决心和勇气，要锻炼。从那以后（自己也）开始锻炼，经常出去旅游，参加旅游团。一杯心血管保健茶，喝了几十年。该保健茶配药很简单，一共四味主药：黄芪、黄精、西洋参（或人参）、枸杞子。"

李教授说，心血管保健茶可根据自己的情况来配。如果血脂高，则加葛根、泽泻各 10 克；如果血压高，可以加一点生杜仲、白菊花。他建议血压高者要少吃红参。

保健茶的吃法是：用大茶缸泡。泡好后要用盖子盖好，温热一下。反复喝，把茶水喝完了，再加点开水温一下，再喝。早上开始泡，可以喝到晚上，喝茶吃药，黄精、西洋参、枸杞子三味药都可以吃下去。

九旬老中医长寿有秘诀

出生于 1921 年的陕西中医学院教授郭诚杰从医 70 余年，是享誉国内外的中医针灸名家，被誉为"针刺治疗乳腺增生病第一人"，是全国首批名老中医学术指导老师。对于大部分人来说，60 岁的花甲老人理应退休，待在家人温暖关切的港湾里养老，然而他已经 90 多岁了，还继续出诊看病。他总结了自己的 6 条养生经。

"肠瘦"才能长寿

为了肠中常清，他经常喝一种自创的泻热通便茶：莱菔子、决明子、火麻仁各 5 克，这是一人一天的量，捣碎放到杯子里，先加到半杯水，捂上 10 分钟，再加入热水，当茶饮用。郭诚杰说要想治疗便秘，必须从根上去治疗。早上喝淡盐水，晚上喝淡蜂蜜水，保证每天喝 2 升水。

每天喝点醋

现代研究发现，人只要每天喝 20 毫升食醋，胆固醇平均下降 9%，中性脂肪减少 11%，血液黏稠度也会有所下降。郭诚杰说："喝醋可以抑制大肠杆菌、沙门氏菌。喝醋要比吃板蓝根更有效，而且比吃黑木耳洗血管效果更好。"

多吃温食

在饭桌上，中国人都会说"趁热吃"，其实这样不好。如果喜吃烫烧的食物或饮很热的开水或很烫的茶水，长此以往，有的会发生食道癌、胃癌。郭诚杰平时习惯吃温的食物，也就是和体温相近的食物，这样可以延缓肠胃老化，助人延年益寿。

萝卜、白菜最好用

萝卜是几千年来国民最主要的蔬菜之一。李时珍对萝卜的评价是"乃蔬中之最有利益者"，这一评价也说明了萝卜的营养价值。萝卜就保健功能而言，最主要是防癌、抗癌。白菜有清热除烦、解渴利尿、通利肠胃的功效。郭诚杰在给肠道不通、大便秘结、排便不顺畅的病人开药时，经常加这么一味药——白菜，让他们回家煮白菜汤，辅助药物来吃。

"一拍三揉"养生操

郭老有一套自创的"一拍三揉"养生操，他说自己一做就做了 40 年之久，才使自己依旧有健康的身体、聪慧的耳朵，也活到了长寿之年。

1. 拍胸口。左右手掌心轮流拍，拍 38 下或 60 下。还可以双手搓热来拍。拍的位置是膻中穴（两乳连线的中点），可以疏通气血，激发正气，可以使胸肌运动，呼吸畅通。

2. 揉耳朵。用两个手掌心捂住双耳，前后揉。每天揉 38～60 下。耳为诸脉之会，人的气血最终要上到耳朵，如果人体有什么病，它可以辅助治疗；如果没有病，长期揉耳可以养生保健。

3. 揉腹部。双手掌心一前一后同时按揉 80～100 下，甚至 200 下都可以。揉到感觉腹部、腰部发热。神阙和命门都是人体的长寿大穴，腹常揉，就是指揉前面的神阙穴（肚脐）。而命门在腰后，与肚脐是前后对应的。

4. 揉膝关节。从外向内揉膝盖 38 下，然后从里向外揉膝盖 38 下。两手抓住髌骨向上提 38 下。屈腿，用两手揉外膝眼和内膝眼 38 下，每天早晚在床上各做一次。中医认为，人老腿先老。揉膝关节可以防止其功能退化。

不生气

研究表明，容易生气的人很难健康，更难长寿。发脾气只会烦恼了自己、得罪了别人。不生气的人，心情舒畅，即使有了病也会好得快。

名老中医的护肾绝招

84 岁的王永钧是国家级名中医、肾病专家，但许多人不知道，他年轻时也曾是位肾病患者。因为一位西湖船工给的偏方，他在肾病治愈后辞职学医，还总结了一套独特的护肾经。

"吃草药的那半年，我一点盐都没吃过，现在也保持低盐饮食。"王永钧说，肾病患者不要吃低钠盐，"肾功能不好，易导致高血钾症，还易出现心脏问题。建议选择普通盐。"

"牛肉中的氨基酸与其他肉类中的不同，多吃会增加蛋白尿的发生率，使肾病加重。这么多年，我几乎没吃过牛肉。"王永钧吃饭时控制总量，味道特别清淡，一般吃些鱼和河虾，吃了河鲜就不会再吃肉。"中医上讲，黑鱼、鲤鱼、鲫鱼都可以利水祛风，肾病患者可适当食用。"

王永钧最推崇的运动是打太极拳，这项运动手脚同用，眼睛也跟着动，还能提高专注度。每天早上 6 点，王永钧准时到公园打太极拳，杨氏太极拳一套 85 式，打完要一个小时。"7 年来，我感觉体力明显强了，过敏体质也改善了。"

一年四季，王永钧常喝茶，吃参、嫩姜和萝卜来养生。喝茶常喝的是千岛湖高山绿茶，它无污染。茶叶富含茶多酚，可以抗氧化，还能清心、明目、提神。"每天早中晚，我喝3次，每次都放入一些新茶，用开水冲泡，喝上两三杯。"

冬天吃参，王永钧建议，体质偏寒的吃红参，体质偏热的吃西洋参。"我体质偏寒，一般吃白参和红参。我加开水用文火炖，这样比泡水喝效果好。"

俗话说"冬吃萝卜夏吃姜"，王永钧最喜欢这两样东西。"夏天，我将嫩生姜切成薄片，加糖、醋、酱油后凉拌冷藏，平时就着泡饭吃，可以散寒。我还常买白萝卜煮汤喝，可以化湿。肉汤里嘌呤高，尿酸高的人可用腌制晒干后的虾仁煮萝卜，这样更健康。"

谈到患了慢性肾病如何养生，王永钧说，首先要有好的心态。中医有"恐伤肾""失志伤肾"的说法，他的体会是，患病后应做到：敢于面对疾病，善于调整心态，积极配合治疗，理解慢性肾脏病是"欲速则不达"的。

患病之后要找医生，找认真的医生，和医生交朋友。把"白衣天使"说成"白眼狼"，对医生和病人都不好，大家都要把彼此当成与疾病做斗争的战友。

"80后"老中医的"三三"养生法

皮肤光洁无斑、面色红润少纹、头发浓密亮泽、说话慢条斯理、思维敏捷、精力十足，看到这样的医生，甚至有患者说："已经85岁了？怎么看起来像58岁？"她就是我国著名的肾病专家邹燕勤教授。

邹燕勤是南京中医药大学教授、江苏省首批名中医。她从小师承其父邹云翔，她的父亲是我国中医肾病学的奠基人。很多人问她如何保养得这么好，对此，邹燕勤透露了她的保养秘方，总结起来是"三个三"。

吃：有三条军令状

1. 再好吃的东西，不超过三块。皮肤好，身体好，她都吃了什么呢？对于邹老的饮食，很多人好奇。被患者问起这个问题时，邹老笑了："我的饮食很简单，有啥吃啥，从不挑食。不过我有个原则从来都不会触碰：再好吃的东西，不超过三块。"

2. 吃饭从不挑食，但从不吃辣。"另外，我从不挑食，但我的饮食字典里没有'辣'。现在很多人都喜欢辣，觉得刺激，没有辣味儿吃不下去。其实很多人吃辣之后会上火，一冷一热就会感冒、生病。同时，太辣对肠胃的刺激非常严重，容易导致肠癌等肠道疾病。"

3. 家训一家三代，不准吃冷饮。邹老说，她的父亲、我国中医肾病学专家邹云翔先生从来不让家人吃冷饮。他说"胃喜温不喜凉"，"肾也是喜暖不喜寒"，冰冷食物对胃伤害大。人体的气血、五谷营养都要靠脾胃来吸收运化，靠肾脏排除人体代谢毒素，所以保护好脾胃和肾脏非常重要。现在的很多小孩子容易生病、脾胃不和，这和平时常吃冷饮有莫大的关系。

养：养生有三大宝典

1. 每天养生茶随身带。邹老说，不管在哪里，她的养生茶都会随身带。茶里有：薄荷、枸杞子、菊花、玫瑰花、三七花和一些常见茶叶。薄荷是她自己种的，可清咽解毒，枸杞子和菊花可以养肝明目，玫瑰花可理气疏肝，三七花养血活血。茶叶分季节，冬天会放红茶，夏天放绿茶。

2. 每天早上自制豆浆。尽管已 85 岁高龄，邹老每周还有 4 个上午出门诊，经常要到中午 1 点才下门诊。那么，早晨吃什么才能扛这么长时间？邹老说，每天早晨她都会喝自制的豆浆，她的豆浆不是普通的豆浆，是用黑豆、燕麦、薏米、红枣、白果、核桃打出来的，每天早晨喝浓浓一杯，加一个鸡蛋和一个包子。

3. 家里种点药膳植物。同很多老年人一样，邹老也喜欢养花养草。不过不同的是，她种的是药膳植物，其中有一种叫观音菜，是半野生蔬菜，属于药膳同用植物，它具有活血止血、解毒消肿等功效，对儿童和老年人有较好的保健功能。邹老家经常用它煮菜汤喝，或是炒了吃。

情：心情好就不生大病

1. 从不用保养品，好心情才年轻。邹老的养生长寿秘诀就是开心过好每一天。她说："我根本不用什么保养品，我的润肤露就是最基础的保湿霜。"她认为，之所以能"如此完美"，是和自己的心态分不开的。心情好，皮肤自然好，整天心情不好，涂再昂贵的化妆品，都是表面功夫。

2. 玩微信还追剧，有一颗年轻的心。邹老称自己是"80后"，是因为她有一颗年轻的心。她时常露出孩童般的笑容。她开通了微信，用来和学生及家人联系，她说，紧跟时代潮流才能更进步。她每天也会跟其他年轻人一样追剧。她爱看各种流行电视剧，经常看得哈哈大笑。她说，电视剧让人心情愉悦。

3. 活到老学到老，爱学习人不老。邹老说，充实忙碌是最大的年轻秘诀，大脑是人体的指挥官。保持工作，保持对新事物的好奇和学习，保持大脑的年轻活跃，身体自然也会年轻有活力。她早晨6点多起床，吃早饭后出门诊，下午学习和整理她的学术内容。邹老说，做人就需要活到老学到老，学习是终身受用的。

晚饭后，她会看新闻联播、听广播，关心国家大事，她说，只有这样，才能不与时代脱节。晚上10点多上床睡觉，白天充实了，晚上睡觉也会很香。

81 岁老中医的独家养生方

有人把60岁之前叫作"第一个春天"，60岁至120岁是"第二个春天"。从60岁退休到生命终结，起码有20到30年的好光阴，这段时间怎么过，是人生的一大课题，绝不能让这段时间虚度。国家级名老中医、湖南中医药大学一附院中医外科老教授谭新华也是这么认为。

微信、电脑是最新潮的健脑方

谭新华教授头发花白，身体硬朗，精神矍铄，虽早已年过古稀，但从不拒绝新鲜事物，微博、微信他都玩得溜溜转。他说："电脑也是个好东西，能锻炼思维，预防痴呆。我60岁学电脑，至今用坏了3台电脑。最开始1小时打几十个字，现在我能熟练地用五笔输入法打字。"

他还利用业余时间通过网络免费给省内外的病人发邮件、寄处方。谭新华老师认为自己心态年轻，并按照年轻人的标准来要求自己，每周4次门诊，不论晴雨风雪，都坚持骑着他的"小马驹"（自行车）上下班。

活血中药粉吃了 3 年多

谭新华没有高血压，身体也没什么大病，但他的夫人有冠心病。"如果说我们现在有什么特别一点的养生方法，那可能就是服用中药打成的粉。我们服中药粉剂有 3 年多，每年体检各项指标基本正常，人也精力充沛，应该是与此药粉有关。"

谭新华的自用方是：黄芪、丹参、西洋参、三七、山楂、茯苓、当归、山药、白术各 50 克，打成粉。用法：每天早上服 10 克。可放在稀饭中或用开水冲泡后服用，为了使口感好，可以放蜂蜜。功效：益气、活血、健脾。适合老年人服用，如果血脂高，可在上述中药中再加一份瓜蒌壳，以收降血脂之效。

养生别躲着，要敞开养

很多人认为，养生就是躲着养，不要接触任何不好的东西。有的人一看到这里说什么吃不了、那里说什么对身体不好就吓得无所适从。其实，中医名家的养生经验不在于躲着，而在于敞开养。

"我以前不喝酒，但现在会喝一点自酿水酒（与绍兴黄酒类似），每天最多四两。我常告诉病人，可以不戒酒，但不要酗酒。酒有一定的活血作用，对老年人的气血运行有帮助。"

当然，敞开养不等于放肆、任性。烟，谭新华是戒掉了的。谭新华说，"我戒烟 20 多年了，原来烟瘾重，可我戒烟一次就成功了。"他认为戒烟要有毅力，宣布戒烟后，再好的烟也不再吸一口。"一旦复吸，会唤醒大脑的兴奋区域，导致戒烟失败。"

运动方面，谭老师有先天性的心脏问题，但是却 50 年如一日地运动，也是要敞开养，不要因为自己身体不好就躲起来不动，而要根据自己的情况选择性地运动。

谭老师说："我有心肌桥，这是与生俱来的冠状动脉发育异常。因此我从不做剧烈运动，最喜欢的运动就是打太极拳。自 20 多岁起，50 多年来没一日间断。偶尔有点小感冒打上一套太极拳，微微出一身汗，马上就神清气爽了。"谭新华还特别指出，太极拳也是老、弱、病者群体增强体质、预防和治疗疾病、延年益寿最常用的运动方式。

老中医保健养生偏爱吃豆

一些名老中医日常饮食中对豆类很青睐。他们的健康长寿与吃豆有关吗？他们是如何吃豆的？

做成茶饮：豆子茶

上海中医学院妇科教授朱南孙96岁了，但她常被人说"看起来才70岁"。她常用绿豆、赤小豆、黑豆各20克，加生甘草6克，煎汤代茶喝，认为这对减轻色斑暗沉有好处。

中南大学湘雅医院中西医结合研究所副所长胡随瑜最爱喝姜盐豆子茶。做法是用熟黄豆或黑豆一勺，生姜末、熟芝麻、绿茶适量，食盐少许，先将茶叶用开水泡开，然后将盐、生姜末倒入罐内混匀，抓一把炒熟的豆子、芝麻撒在杯里。这杯茶不仅能补充能量，还能活血散寒，特别适合老年人饮用。

做成主食：杂豆面、杂豆饭

有的老中医爱把豆类放在主食中，或煮成豆米饭，或做成杂豆面。比如河南中医药大学第一附属医院79岁的崔公让教授最常吃的主食是杂面条。

他老伴把绿豆、豌豆、黄豆、赤小豆、扁豆等杂粮粉碎后和面，亲手擀成杂面条。还有一种在他们老家叫作"懒豆腐"的饭，将白菜帮子洗净切碎，与豆浆豆渣一起煮。这两年，他每周要吃两三次，每次一两碗，这样下来脂肪肝减轻了。

做成菜：豆腐最相宜

"我每天都吃豆类菜，最爱吃的是小葱拌豆腐和麻婆豆腐。"北京中医药大学养生室教授张湖德说，豆类富含蛋白质，特别是用大豆做的水豆腐、豆腐丝、豆腐干、豆腐皮等，非常有营养。中医认为，五豆入五脏，其养生功效可见一斑。不过，他建议吃豆要控制量，最好每天不超过150克。

老中医自述延年之道

韩统勋，出生于 1914 年，系云南省曲靖地区（现曲靖市）中医医院主任医师。韩老出身中医世家，甚明养生之道。其高祖终年 98 岁，曾祖享年 96 岁，祖父 93 岁而终，父亲 89 岁去世，均为当世名医。韩老十分注重修德养性，他生活规律、爱好广泛、仁和淳德、心志恬淡，认为"唯有正学清德，方可延年益寿"。谈到养生延年之道，他是这样说的：

"我的养生之道就是生活起居规律化，至老不变。每天定时起床，晨起后在庭中散步半小时，上下班坚持步行。饮食以清淡为佳，定时定量，每日必服三七粉 2 克，三七粉能解烟毒、降胆固醇。我有饮茶的习惯，喜饮云南普洱、毛尖茶，夏秋饮生泡茶，冬春饮炕泡茶。

"我爱好广泛，尤喜历史、文学、艺术、山水画，并喜作诗词、楹联，最喜多字长联，能书写直径一米的大字。作诗写字，心情愉快，精神爽朗，可使真元交会，气血通和，实乃长寿之术。

"我的视力很好，保护眼睛的方法就是每晚睡前做小周天，运掌揩眼及太阳穴，至今无眼疾。

"余髫年励志，白首不衰，聪明颖悟，能举一反三，背诵四部经典及儒家经传，滔滔如流。现在回忆起幼时往事，历历在目，人称吾之记忆超凡。健脑的方法是常思、善用脑。《易经》曰：'天行健，君子以自强不息。'就是常用不衰的意思。

"对于房事生活，应遵'春三夏六秋一冬无'的原则，以适应'春生夏长秋收冬藏'之规律。

"我目前身体健康，常做力所能及的劳动，上十层楼而不喘促，五脏六腑功能正常。常服补阳还五汤、苏合香汤，作为预防突发性疾病的措施。

"我在事不顺意之时，常以晋人陶侃名言'世上事不遂心者七八，能如意者二三'为训，凡事尽人力而听自然，以化气养心为主，绝不愤怒忧郁。孟子曰：'吾善养吾浩然之气。'目览万书，心怀千古，以济世助人为乐。

"我 75 岁退休，被聘为中医院名誉院长，每周在医院专家门诊看病三次，每次能接诊 30 余人次，工作虽繁忙而不知疲倦。我的养生方法，概而论之即是：勤求古训，体信自然；仁和淳德，以养正气；夏葛冬裘，以避贼邪；恬淡心志，济世乐寿；参政建益，养生颐年；程朱理学，阳明良知。是所必求则近道矣，唯有正学清德，可以延年益寿。"

国医大师占堆的养生经：化繁为简　平和自然

在西藏拉萨布达拉宫脚下，不论春夏秋冬都会有大量朝拜者沿着围墙顺时针环绕行走或磕长头，既是践行虔诚信仰，也能修身养性、锻炼身体。如果有缘，你会遇到他——国医大师，西藏自治区藏医院名誉院长占堆。

多活动养身心

说到养生，对于如今 69 岁的国医大师占堆来说，诀窍是多活动。

"我除工作外很少待在办公室里，喜欢到处走走，活动活动，这样可以活络筋骨。人老了就该多做运动，晒晒太阳。平时我也不会乘坐电梯，坚持爬楼梯。"占堆说。

在海拔 3600 米的高原上，占堆脚步轻快，连续爬三层楼也丝毫不见喘息。

"平时能走路就不会坐车。即便单位给我配了专车，我也尽量坐公交车。"占堆说，退休以前他工作忙时就坚持多走动，退休后时间多了，他就加大了运动量。

每到周末，占堆一早起床，从家沿街一直走到布达拉宫下，踏上青石板，在转经路上用脚步感受这片神奇的土地，用心灵聆听佛祖的声音。

饮食忌过量过补

"1/2 食物、1/4 水、1/4 空间。"这是占堆给出的饮食比例。

"现在很多职场人因为工作节奏太快，习惯暴饮暴食，这样非常伤脾胃。我对饮食没有太多限制，主要就是不要吃太饱。"占堆说。

藏族人以牛羊肉为主，但占堆因患过鼻窦炎，基本不吃羊肉。占堆认为羊肉可益气补虚，补血助阳，促进血液循环，增强御寒能力，但饮食不当容易上火。患有肝病、高血压、急性肠炎或其他感染性疾病的病人，或者在发热期间的病人也不宜食用。

"补品、保健品一概不沾。"身在高原，占堆几乎不吃冬虫夏草，只有冬季时，占堆会少量服用当地医院生产的"巴桑姆"酥油丸，其内含几种药材，还有蜂蜜、酥油、糖、牛奶等。"拉萨老年人都喜欢，内地中老年人也适合，冬天服用1～2盒，能补充营养，增强抵抗力和消化能力。"

沿袭藏族饮食风俗

占堆介绍，在西藏，早餐基本全部食用糌粑。糌粑是粗粮，是炒面的藏语译音，用青稞、豌豆炒熟后磨细成面，吃的时候加上酥油茶或者青稞酒捏成小团吃，对身体有益，而且也适应高原的气候环境。

酥油茶也是高原地区特有的饮食，占堆提醒，酥油茶只适合早晨小碗喝2～3碗即可，不能过量。"传统习惯上，人们都是从早到晚把酥油茶当水喝，这样对身体并不利。因为其油分高，而且酥油茶放盐巴，摄入盐分过多对身体极为不利。"占堆说，饮食上他每天坚持吃一次糌粑，但是不建议饮用太多酥油茶。

占堆常常来到自家的小院里，静静地欣赏他亲手种植的各类花花草草，郁郁葱葱、满目的新绿令人心旷神怡。他有时拿起剪刀修剪枝叶，有时带着孙女提起小桶一起浇花，抑或是找一遮阴处静心看书。

"养生先从静心做起。"占堆说。

九旬老中医却有 30 岁的心脏

国家级名老中医胡毓恒今年92岁了，还在给人看病。虽已年过九旬，胡毓恒视力、听力都好，皮肤少有老年斑。体检时，医生赞叹胡毓恒"90多岁的人还有30岁的心脏"。

其实胡毓恒早些年也有冠心病和高血压，曾经一度有眩晕症，老伴也有20多年的心脏病。20多年来，胡毓恒和老伴都用中药控制。他将中药打成粉，制成胶囊，每天服用，效果很好。

胡毓恒说自己一直都注意不过劳，性格温和，生活平顺，家庭和谐。他说自己有个习惯，"每天早上六七点起床，洗漱后，喝杯 20 多度的温开水，一年四季皆然"。

胡毓恒有个养生"三段论"：早饭前和老伴下楼打半小时太极拳，午休后（下午三点左右）也打半小时太极拳，晚饭休息一会后伸几个懒腰。

胡毓恒食欲好、消化好，每天饭量很大，吃饭都用大碗。对于饮食，胡毓恒家的原则是：（1）每日都不离汤，每天的汤还不重样。淮山排骨汤、莲子猪肚汤、鸭汤、鸡汤、鸽子汤等轮流喝；（2）多吃豆制品，尤其是豆腐，如香干、油豆腐、魔芋豆腐都是常见菜；（3）不碰腊制品，胡毓恒家的买肉原则是买贵点的、新鲜的；（4）水质要讲究，80 多岁时胡毓恒还去长沙白沙井或乡下打水。此外，一年四季家里都会做保健茶，夏天防暑，冬天防寒。

一代名医为何不准家人吃冷饮

夏天来了，又到了愉快吃冷饮、冰激凌的季节，不过，一代名医邹云翔老师曾给后辈立下家规：家人和后代不允许吃冷饮！这是为什么？

邹云翔（1896—1989 年），我国中医肾病学宗师，江苏省中医院创始人之一，任院长 28 年，担任中央保健委员会医师 30 余年。

邹云翔教授的女儿邹燕勤，同样是一位肾病专家。邹燕勤介绍，家族饮食原则并没有什么特别，也没有什么忌口。不过她父亲去世前曾留下一句话：不论研究学问到多深、现代科技如何发展，有一条铁规不能破——不准家人和孩子们吃冷饮！

其实在中医里流传着两首打油诗："冷言冷语听不得，冷饭冷菜吃不得。""喝温水，吃热菜，不拉肚子不受害。一年四季喝热汤，郎中趁早去改行。"这段俗语虽然有些夸张，但却能够把最简单的意思表达清楚。

邹云翔教授曾经和家人说：胃喜温不喜凉，肾也是喜暖不喜寒，冰冷食物对胃伤害大。人体的气血、五谷营养都要靠脾胃来吸收运化，靠肾脏排除人体代谢毒素，所以保护好脾胃和肾脏非常重要。

不仅是中医，西医也同样如此认为。比如生病了，你去看西医大夫，医生不论给你开什么药，都会让你多喝温开水，多运动，多休息。没有哪个医生会让你喝冷水的吧？

中医认为，人到老年，吃药药效不好、营养补不上，多半在于脾胃不好。津液亏损、肠胃功能逐渐虚弱本是正常退化，生活中不良的饮食习惯却会让退化速度翻倍，中老年人食宜缓、淡、暖，不要吃冷饭冷菜，更要少吃冷饮。如果大量喝冷饮，会使老年人血管突然收缩，血压升高，对于高血压患者来说，容易诱发脑出血。

国医大师任继学的夏季养心法

在一次学术会议上，国医大师任继学在 40 分钟的发言里竟然一口气点出了 150 本古医书的书名和作者，无半分差错，语惊四座，从此他有了"中医活字典"的美誉。

曾任长春中医药大学教授的任继学认为读书、写字能提高机体的抵抗能力。因为人的七情六欲是许多疾病的致病因素，而读书、写字可以"洗净"缠绕在人们大脑之中的七情六欲。在宁静的书房中，读书可以使人摆脱白天工作的纷繁，也摆脱了情和欲的困扰。此外，任老认为，看书一是要静下来，要讲究一心一意；二是看书时要在书房把身体坐直了，有益于气血调和、脑子静养，这就是《黄帝内经》所说的"真气从之"，可以提高机体的抗病能力。

在多年的生活体验中，任老认为心为五脏之主宰，养生特别要注意心脏的养护，他积累了以下几种有益的养心方法。

夏天静心宜少出汗

任老指出，夏天在四季中属火，而火气通于心，于是人的心神就容易受到扰动，出现心神不宁，引起心烦。心烦会使心跳加快，加重心脏负担。因此，夏季养生，首先要让心静下来。俗话说"心静自然凉"，静则生阴，阴阳协调，才能保养心脏。所以，老年人在夏天要多清静。夏天出汗多，易伤心之阴，加之夏天温度高，体表的血量多，这样容易导致老年人出现心脑缺血的症状。所以夏天要降低活动强度，避免过度出汗，并适当喝一点淡盐水。

但是，该出汗时要出汗，老年人也不能长期闭汗，房间里开空调的时间不能过长。

午睡是养心经的最佳方式

午时（11～13时）是心经值班，一上午的运化全是阳气，午时则开始阴生。因此，午时是天地气机的转换点，人体也要注重这种天地之气的转换。对于普通人来说，睡午觉非常重要，因为天地之气在这个时间段转换，我们不应干扰天地之气，而应好好休息，以不变应万变。

神门穴是身体的养心大穴

神门穴位于手腕内侧横纹上，弯曲小指，牵动手腕上的肌腱，肌腱靠里就是神门穴的位置。它是心经上的重要穴位，是心经之气出入的门户，可以补充心脏的原动力，因此它就成为保养心脏的重要穴位。经常刺激这个穴位，可以防治胸痛、便秘、焦躁、心悸、失眠、食欲不振等病症。

因为这个穴位用手指刺激效果不明显，所以在按摩时应用指关节按揉或按压，早晚各一次，每次按摩2～3分钟，长期坚持下去就可以补心气、养心血，气血足了，脑子自然就清醒了。

合理饮食也是保护心脏的一个方法

合理的饮食能降低冠心病、心绞痛和心肌梗死等疾病的发病率。平时饮食要清淡，不要暴饮暴食；戒烟限酒；多吃一些养心的食物，如杏仁、莲子、黄豆、黑芝麻、木耳、红枣等。

适量运动益养心

适量的运动有利于心血管系统的健康，增强心脏的功能。一般来说，养心运动包括散步、慢跑、打太极拳、游泳等，每个人可根据自己身体的具体情况选择运动的方式和运动量。此外，要注意的是不宜清晨锻炼，因为上午6时至9时是冠心病高发、脑出血危险性最大的时间段，发病率要比上午11时高出3倍多。

老院长一套操　练好颈椎病

湖北省第三人民医院原院长费永生是该院的"明星"，今年91岁的他每天都要上下5层楼两趟，出门和一群七八十岁的弟弟妹妹打麻将，精神和身体状况俱佳。费永生说："病要怪自己，健康也要靠自己。"50岁开始，费永生自编了一套保健操，一套练下来要40多分钟，"练完了浑身是汗，就是这套操解决了我的颈椎病等慢性病"。

1. 准备动作。扩胸400下，两手抱肩（两手握拳，从身体两侧举至肩膀处再还原）200下。

2. 顶天立地。左手上举至头顶最大幅度，头部跟随左手的方向缓缓抬起，同时右手尽量摆至身体右后侧最大幅度；换举右手摆左手。左右各200次，能防止腰背疼痛，减少腹部赘肉。

3. 固膝。左腿开弓，两手伏在胸前，带动身体重心向前，给左腿增加适当压力；重心还原，换右腿。左右各100次，注意安全。

4. 回头望月。站立，头部向右后上方慢慢尽力转，眼看右后上方，似向天空望月亮一样，两手也平移至右后方；换头部向左后上方转，手向左移。左右各100次。

5. 公鸡打鸣。头往后轻轻仰，做200下。费永生由于长期伏案，颈椎曲度变直，椎管狭窄厉害，他说："原来牵引、针灸等什么都做了，医生也说没什么好办法，结果这么练了20年，毛病就好了。"

6. 拨浪鼓。左右摆头各100次。脖子上有两根大动脉，这样能活血化瘀，促进大脑供血。

7. 固腰。屁股不动，只扭腰。左右各100次。"我这么练了40年，腰从没痛过。"

8. 摆胯。即扭屁股，200次。"这主要是让腿脚有劲。很多老年人站不稳，我到70岁腿也没劲了，但坚持下来发现效果挺好。"

9. 放松运动。双脚踮起脚跟，双手交叉、往外翻后往上举至头顶，做5～10次。

国医大师吕景山谈养生之道：顺随自然

笔者曾有幸和国医大师吕景山共进午餐。点餐时，服务员问喝点什么，本以为吕老会点诸如乌龙茶、菊花茶之类的养生饮品，岂料他毫不犹豫道："一杯可乐。"看到我有点吃惊，吕景山笑着解释，"在喀麦隆做援外工作时认识了可乐，偶尔喝点，无妨。"

1975 年，他作为我国首批赴非洲喀麦隆共和国工作组的成员，为喀麦隆共和国总理治好了严重的失眠症。"当时这位总理的失眠症曾就诊于当地多家医院，却疗效欠佳。我为他进行对穴治疗（如心俞穴和内关穴为一对）后，他当晚就睡了 6 个小时，治疗 3 次后，诸恙悉除。"吕老回忆道。

养心为上

《道德经》云："万物之始，大道至简。"养生也是一样。吕景山认为，养生其实很简单，顺应自然规律，保持人体自身及人与自然之间的平衡与和谐即可，养生更重要的是养心。

吕景山是个非常平和的人，他淡泊名利，甘于寂寞做学问，以一颗平常的心，知足地过平常人的生活。《庄子》中说："夫恬淡寂寞，虚无无为，此天地之平，而道德之质也。"吕景山一生经历丰富，却以恬淡清净的心态修养自身，以简朴淳厚的品行提升道德修为，终在医术和养生上不让古人。

业余时间，吕景山喜欢读书，家里的书柜是他家最豪华的家具。"看书可助养神，养神就是养心。"吕景山说。吕景山还有一个爱好：听豫剧。从小在河南长大的他，在豫剧中寻得了许多儿时的美好记忆。"听戏也是放松身心的好办法。"《穆桂英挂帅》《七品芝麻官》等经典豫剧他看过很多遍，偶尔还跟着唱上两句。

饮食"四度"

"饮食方面，关键是要把握好四个'度'。"吕景山说。

饱度。《千金要方》载："不欲极饥而食，食不可过饱；不欲极渴而饮，饮不欲过多。"多年来，吕景山虽然诊务繁忙，但非常注意饮食的适度，坚持每餐只吃七八成饱。

速度。细嚼慢咽，不仅可以保护脾胃，还有利于食物的消化吸收，一举两得。

温度。过冷、过热的食物都对胃肠不好。吕景山表示："饮食以温和为要，冷热最易伤人。"

营养度。不必刻意追求营养，五谷杂粮、蔬菜水果，什么都吃点，什么都不多吃，才最营养。

除这饮食"四度"之外，吕景山还非常推崇喝粥。几十年来，他每天早晚各喝一碗小米粥。他说："脾胃为后天之本，小米色黄入脾胃，是后天补养的佳品。"

婴儿睡眠

除养心和饮食调养外，睡眠也很重要。虽年届耄耋，但吕景山仍能保持每天 8 小时的良好睡眠，并坚持每天中午都眯一会。他戏称自己是"婴儿睡眠"。"像婴儿一样入睡，是恢复气血运行最佳状态的好办法。"他说。

"睡眼先睡心"。临睡前，吕景山喜欢练练静功，让心先安静下来。所谓静功，即先去除心中一切杂念，调匀呼吸，全身放松，气存丹田，待身心入静之后，便自然而然睡着了。此外，"庄子听息法"也有助于睡眠：用耳感知呼吸的快慢、粗细、深浅，任其自然变化，使神气合一、杂念全无，甚至连呼吸也忘掉，便可渐渐进入梦乡。

遵从中医古籍养生的百岁老中医

"饮酒不醉最为高，好色不乱乃英豪。轻财重义真君子，忍气饶人祸自消。"这是百岁老中医雷声远家中悬挂的一幅修身格言。雷声远出生于1901年，退休前系宁夏回族自治区银川市中医院主任医师。他遵从《黄帝内经》养生之训，恬淡虚无，胸襟开阔，长年坚持早晚静坐，喊声练唱。雷老的一生，养生注重养气，他称自己毕生得益于中医内经中的《上古天真论》，其要义在于"恬淡虚无，精神内守，贼风虚邪，避之有时"。

雷老出身于中医世家，幼读私塾，兼从父兄学医。二十世纪二十年代为众应诊，三十年代闻名遐迩。由于母亲产后缺乳，雷老童年体弱，易患感冒咳嗽，经服参苏理肺丸而愈。后读《黄帝内经》有关养生诸篇，感到自己必遵而行之，方能改善身体状况，遂将所论摘其要点，编成养生秘诀。

雷老生活起居极有规律，早晚起卧时，先练小周天功法。披衣静坐，五心朝天，舌抵上腭，目视鼻尖，意守丹田，排除杂念，保持清静，此即《黄帝内经》所谓"恬淡虚无"。此时，随着自然吸气，清气沿腹中线的任脉深达丹田，稍留片刻后，提肛蓄气，继则下至会阴。然后换吸气为呼气，其意念向背后运动，沿脊柱的督脉，循经上头至前顶泥丸宫，由前额鼻梁至唇下承浆穴与任脉相合。如此运转不息，便是交通任督二脉的小周天功法。此功法下壮子处，上益脑髓，由于元气充实，故可健身养性。

雷老爱好广泛，晨起后常缓步走上城墙，面壁站立，气沉丹田，发声延长，然后唱一段戏剧。嗓功毕，运转四肢腰胯，再练形意拳的五行五势和进退连环腿。缓步至家，书案一侧，石板平铺，有水泡黄土一碗、毛笔一支，书写正草隶篆，研习书法。白天应诊，晚上或听戏剧，或看电影电视，或听音乐，或以棋会友，内容丰富多彩。

雷老生性豪爽，不拘小节，胸襟开阔，不记旧恶，逆来顺受，随遇而安。穿衣不择高次，但求大雅，夏喜灰白，秋喜青黑。饮食的特点竟是蔬菜几乎不吃，若遇消化不良，上午喝点普洱茶即安。平常不饮酒，节日宴会或有宾客至，只作品尝。吸烟是唯一嗜好，不分档次，只因晚年咯痰，于1989年秋戒烟至今，咯痰之恙，完全消失。

雷老说："中医学术不仅是济世活人的学术，也是自己防病保健的学术。"他一生只患过两次大病，皆自己治愈。一次是日本侵华时，他避居农村，夏日贪凉，导致急剧大吐大泻，村中诸医推手不治，不得已自己处方，先用干姜、灶心土止吐，然后用四逆汤温中回阳，百日才得康复。第二次是1968年秋，因过度劳累，诊病中突然昏倒，半身不遂，住院治疗数月不愈。出院后自己以补阳还五汤为主剂治疗，随证加减，至1971年才得痊愈。不但没有后遗症，未病前的膝关节病也从此消失。

雷老的益寿格言为：适应时变，防御邪气；随从时节，因机充气；清心寡欲，安神养气；凡事容忍，不动肝气；调节饮食，健旺中气；劳动锻炼，灵活骨气；适情怡性，固全精气；吐故纳新，充盛元气。

百岁医生刘君谦的长寿秘诀

有位老人没有"三高"，没有其他大病，95 岁登顶泰山，99 岁两小时横渡台湾日月潭，105 岁至今每天去健身房锻炼身体，他是怎么做到的？广州市第一人民医院耳鼻喉科原主任、百岁医生刘君谦透露了他的长寿秘诀。

乐观开朗才健康

心态好，心理素质好，人的整体状态才会好，刘君谦把"心态从宽"作为养生的第一秘诀。很多人都知道心态好的重要性，但是很难保持，刘君谦是怎么做到的？其实刘君谦这一生不平凡，坐过监狱、患过重病，但他总觉得事情有坏的一面，也有好的一面，要往好的方面想。比如在过去不堪回首的年代，对很多人来说觉得丢脸、痛苦，但刘君谦说他不当一回事。多听音乐也是调节心情的好方法。刘君谦年轻时是个"舞林高手"，他很喜欢听音乐，什么音乐都听，至今仍然保持每天听一小时音乐。他和 5 个子女关系都很好，刘老每周抽时间和家人喝茶、聊天，不让自己感到孤独，保持心情愉快。

最爱吃橙子和三文鱼

刘君谦一生最爱吃橙子和三文鱼，这是一个养生秘诀。当然他也有自己的健康饮食原则：吃七成饱，饮食多样，五谷为养，五畜为益，五菜为充，少肉多菜，少盐多醋，萝卜、豆、姜、葱、蒜齐全。

他早餐吃由黑、黄、红、绿、白五种颜色豆子煮的"五豆粥"；午餐吃蔬菜、米饭和牛肉或三文鱼；午睡后吃些水果，还用山楂泡茶喝；晚餐则以青菜为主，常吃黑木耳、西红柿；饮食按时不偏食，三餐之外不加餐，常吃绿色蔬菜，常吃维生素 C 含量比较多的水果如苹果、橘子、橙子等；大便偶尔不顺时，早起喝点蜂蜜。

保证充足、高质量的睡眠

老年人容易失眠，怎么办？刘君谦的经验是，保持生活规律，不要熬夜，中午要午休。他建议睡眠 7.5～8 小时为宜，保证睡眠质量也很重要，能使人活力充沛。如果睡不深、多梦，睡 10 小时仍然精神不振。如何深睡呢？这就要有良好的心情了，无忧无虑时大脑细胞处于恬静虚无状态，自然易进入深度睡眠了。

刘君谦老人的养生时刻表是：早上 5：00 起床，做全身按摩；7：30 吃早餐，看书看报；8：30 去健身房锻炼肌肉；11：00～12：30 午餐、午休；14：00～17：00 吃水果、喝茶；18：00～18：30 晚餐；19：30 看新闻；21：00 上床睡觉。

九旬"光明使者"养生"五要六不"

精致的西装，笔直的领带，整齐的头发，每天上午 8 点半，一位儒雅的老绅士会准时出现在河南郑州大学第一附属医院门口，面色红润，精神抖擞。他就是我国眼科一代宗师张效房教授。95 岁的张教授，如今依然坚持坐诊、查房，主编《中华眼外伤职业眼病杂志》，还帮学生修改论文。

术后保健吃出活力

别看张教授工作起来精神焕发，浑身是劲，早些年他身体并不好，前列腺动过大手术，后来又突发脑梗死，2004 年因肾癌切掉了一个肾。张教授认为，自己如今的身体健康得益于手术后多年的调养。

手术前，张教授酷爱吃肉，每顿饭牛羊肉是主食。肾癌手术后，他说："我首先是减少肉的摄入量，每天只吃几片酱牛肉或者几块烧鸡，不超过二两；其次是坚持少食多餐，每天吃四顿，除了正常一日三餐，每晚睡前我会再吃几块饼干或者几颗核桃酥，但每天主食绝不超过 5 两。"

一碟青菜是张教授每天中午和晚上的必备，白菜、青菜、西兰花等蔬菜用开水一烫，也不放盐，捞出即食。"我的学生们都说我面色红润，但几十年来我从来不吃补药，连学生送的阿胶我也分给家人，要说我精神，全靠饮食。"张教授自夸道。

每天睡三次觉

睡觉是最好的养生，张教授的睡眠时间也与一般人不一样，他每天坚持睡3次觉。

没有改完的论文，张教授会拿回家继续修改，有时会改到凌晨一两点，"这是多年来的习惯，到了凌晨2点，我洗漱完毕倒在床上马上就能睡着，我不调闹钟，早晨6点半至7点会准时醒来。每晚5个小时的睡眠我睡得很安稳，比起睡眠时间，睡眠质量更重要"。

90岁以后，张教授几乎没有运动的习惯，早饭后他并不急着出门，而是重新躺到床上，睡10分钟的回笼觉，"10分钟不长，但对养精蓄锐很重要"。午饭过后，张教授会先看半小时报纸，"然后会午睡20分钟，下午和晚上就会精力充沛"。

不做眼保健操

作为国内眼科泰斗，张教授是无数眼病患者的"光明使者"。95岁仍主编杂志，频繁用眼，张教授却说，保护眼睛并没有偏方。"每次用眼时间不宜过长，我每隔45分钟就会起身休息，或闭目养神，或眺望远方，让眼睛放松，我从来不做眼保健操，也不提倡，做眼保健操时很可能因为穴位不准或力度不当而适得其反。"许多老年人易患白内障，则要注意不在阳光下看书读报，夏天出门戴一副防紫外线的太阳镜。

养生感悟——"五要六不"

张教授曾总结自己的养生方法为"五要六不"。"五要"即要说、要笑、要唱、要跳、要俏；"六不"则为心不烦、脑不闲、嘴不馋、腿不懒、酒不贪、烟不沾。随着年龄增长，唱和跳，张教授已渐渐放下，但其余几条，仍是他如今生活的真实写照。张教授总说："人生难得潇洒，要多笑，要学会忘记年龄、忘记病痛、忘记得失，每天开开心心，就会不知不觉长寿健康。"

国医大师：养生不能局限于老年

国医大师阮士怡教授说："长寿的人不少，但健健康康长寿的人很少。我的养生秘诀就在于按不同年龄段养生。"

儿童保健关乎日后长寿

阮士怡主张，养生要自胎儿开始。从胎儿 3 个月至婴儿 2 岁，母亲就应合理安排饮食，保证婴儿大脑的发育完全，提高智商。他说："儿童期的健康是基础，和日后长寿关系重要。"儿童期更要注意合理的膳食，每日蛋白质的摄入量每千克体重不少于 1.5 克，多种营养素要搭配合理，才能满足身体对热量的需要，有条件的话可以咨询营养师定制食谱。

青少年培养良好生活习惯

阮士怡认为，青少年时期的养生方法要注重"无病早防，有病早治"的理念。他认为大米、白面越是精细，营养成分就越低。"我吃的主食基本是混合面食，五谷杂粮反而能保证营养成分的吸收。"他提醒，泡菜、酱菜、烤制、熏制的食品要少吃，因为它们都含有一定的致癌物质。

老年人调情绪常运动

阮士怡认为，衰老是以肾脏为中心的肝、心、脾、肺等脏器的自然衰变，这段时期对老年人身体健康程度、衰老速度而言是关键时期。

他表示，对于老年疾病，除了用药物治疗，还可以通过饮食调节达到防治效果，比如平时注意饮食平衡，多吃绿色蔬菜，搭配一些如海带、海鱼、海虾等海产品。另外，还可以增加适当的运动，比如经常散步、打太极拳等，既可以锻炼身体，也可以陶冶情操；还要调节好情志，控制好自己的情绪，避免心情大起大落，保持思想上的安定、清净，自然会永葆健康。

百岁国医大师养生五法

国医大师邓铁涛已过 100 岁生日。如今，高龄的他仍精神矍铄、思维敏捷。那么他平日里是如何养生的呢？

一、饮食法

谈起养生之道，邓老说要谨记中医"药食同源"的道理，不要偏食。他说："我一周之中至少有两餐吃粥、馒头，或吃南瓜、番薯，既清淡又润肠。"同时，邓老饮食不过咸，每周用猪横脷（猪的脾脏）煲一次淮山汤预防糖尿病，而且喜欢吃橙子、榴莲、山竹和苦瓜等果蔬。这些果蔬对养生很有帮助。有研究发现，经常吃橙子的人，猝死的发生率较一般人低；榴莲则具有温养心肾的作用，若吃后有上火的感觉，可进食适量山竹以解其温热；夏天适当吃苦瓜，则可以清心火。

二、中药方

养生保健的真谛在于调节脏腑阴阳的平衡，治其根本。邓老有时也会炖服中药。

"人参 10 克、陈皮 5 克左右、三七片 5～10 克，炖服。"这个方子补益而不腻，有活血通脉之效。经常吃人参的人，血管更光滑，狭窄程度较轻。不过，这个方子高血压和阴虚火旺的人忌服。

三、洗浴方

"我洗澡有个秘方，冷热水交替，但不是绝对的冷和热，是相对的冷热交替，时间约 10 分钟。"邓老说，这能促进血管收缩、扩张，就像是做了一次血管按摩，能改善微循环，提高防病能力。

四、运动法

邓老说，他每天都坚持做八段锦，不但活动了筋骨，而且能起到调理脏腑功能的作用。他认为，中老年人不宜跑步，宜每天散步 30 分钟（平地行走），称之为"医疗步行"。60 岁以上的人，每天散步两次，每次 30～40 分钟。

邓老认为，正午时分是一天中阳气最盛的时候，人体自身的阳气也达到一天中较旺盛的状态，此时若在阳光下散步，很容易激发人体的阳气。因此，每天午饭前，他都会围绕住的楼房悠闲散步 10 圈。

运动不单是体力的，也包括读书、看报、写文章等脑力劳动。他建议老年人坚持写写日记，可以延缓老年健忘，对预防老年痴呆有一定的好处。

五、养心法

邓铁涛的长寿经里有一句："养生必先养心，养心必先养德。"一次，他的一名弟子要开养生讲座，讲课前去向他请教。邓老当时就建议弟子，必先讲养心，再讲吃什么、注意什么。邓老说，养生不仅要讲究吃啥注意啥，更重要的是精神养生。

"知足，贫者亦乐；不知足，富者亦忧。比上不足，比下有余，知足常乐也，常不乐怎么能长命？"要保养心神，首先要重视七情的调节。所谓七情，就是喜、怒、忧、思、悲、恐、惊。养生之道在于养心。凡事要看得开，不要患得患失，要有"退一步海阔天空"的良好心态。

南京老医生群体精力旺盛有何秘密

在南京，目前至少有 21 名 80 岁以上的医生仍耕耘于临床，他们精力旺盛、思维敏捷。这些老医生身体超棒，他们有何养生秘诀呢？

保持忙碌，大脑年轻

"如果我不工作了，知识早落后了，精力早退化了，身体也不可能这么好啦！"中国工程院院士、南京军区总医院副院长黎介寿今年 93 岁，每个星期，他的工作安排都是满的：周一上午院士门诊，周二到术后快速康复病房查房，周三到肠瘘胰腺病房查房，周四到肝胆胰外科病房查房……黎老每天早上上半小时网，每天 19：30～22：00 也会在网上学习。他上课的课件都是自己在电脑上用 PPT 制作的，让人不得不佩服。

江苏省名中医、著名中医肾病学家邹燕勤 83 岁了，她眼神清亮、面容红润、思路谈吐敏捷，看上去顶多 60 多岁。邹老做脑 CT 检查时，医生都惊讶她的大脑和年轻人一样充盈饱满。邹老说，充实忙碌是她最大的年轻秘诀。保持工作，保持对新事物的好奇和学习，大脑就年轻活跃，身体自然也年轻健康。

有病吃药，不吃保健品

黎介寿认为，养生是"不伤害自己"，他自己从不吃补品、保健品，"因为生命有自己的规律，我们要做的就是不去伤害它，按规律来，每天乐观生活下去。"

"有病就吃药，没病吃这些东西干什么？"南京市中医院心脏科 85 岁的李果烈教授建议不要乱吃保健品。身为名医，他自己从不吃保健品。不过，年龄大了，再怎么健康也要注意"修一修"。"我平时注意吃药防心脑血管病。"他说。

邹燕勤养生不靠保健品，她几乎每晚都用一大桶热水泡脚，另外，身体有点不舒服会主动干预，譬如较劳累时，她会含几粒麝香保心丸保护心脏。

人称"送子观音"、今年 85 岁的江苏省中医院名医堂的夏桂成教授不主张多吃补品，他指出，充足的睡眠赛过吃补药。夏老非常反对不规律的作息时间，认为太晚入睡会令人百病丛生。

锻炼有恒，但不过度

"生命在于运动，但我反对过度运动，我的锻炼方式很简单，除了盛暑严寒，早晚都坚持下楼散步，每天不少于一万步。"全国名老中医、91 岁的江苏省中医院中医脾胃病学家张继泽说。他还参照古人导引术，自创徒手保健操，每日早晚揉眼圈、擦鼻翼、拉耳垂、按摩颈项各 30 次。

李果烈教授是心脏科医生，他认为养生首先是不能太懒。年轻时，他就是运动健将，跳远、排球、武术都出类拔萃；80 岁前，他坚持骑自行车上班；80 岁后，考虑到安全问题，家人不放心，他才改坐地铁上班。

粗茶淡饭，吃想吃的

夏桂成教授的饮食以粗茶淡饭、五谷杂粮为主，尽量少食禽肉类、海鲜等。夏桂成教授认为海鲜等对胃肠道影响较大。他平素喜饮淡茶，忌饮咖啡；水果中较偏爱苹果，至于葡萄、猕猴桃由于易导致腹泻，并不多吃。

张继泽一日三餐清淡少盐少糖，坚持少吃"四条腿"的食物，适当吃"两条腿"的食物，多吃"无腿"的食物。

东南大学附属中大医院整形外科 87 岁的冷永成教授喜欢辣椒酱，没有辣味就吃不下饭。他还喜欢吃肉，每个星期都要吃上两顿红烧肉心里才能踏实。

高龄名中医养生有秘诀

那年笔者见到全国名老中医裘沛然先生时他已是 97 岁高龄，仍耳聪目明、文思敏捷、步履轻健，毫无龙钟之态，便忍不住想探究裘沛然先生的养生秘诀。裘沛然先生介绍了以下四点养生经验。

养生莫贪生

在长期临床实践中，他观察到有不少危重病人或身患绝症者，凡能坦然自若、乐观开朗地面对病情，积极配合医生治疗的，大多心宽体泰，抗病力增强，元气逐渐恢复，病情逆转渐入佳境，甚至完全康复。而越是忧愁恐惧怕死的患者，则精神崩溃、气血耗散，病情常加速恶化，多预后不良。中医学认为，病人的精神状态是本，医生的治疗措施是标，医生的治疗措施只有通过病人的"神机"（抗病能力）才能发挥治疗的效应，如果病人精神已经崩溃，再好的治疗措施也无济于事。

识度与守度

度，是衡量一切事物轻重、长短、多少的统称。度，包括理度、法度、制度、气度等，做人的一切，都得有个度，养生也不例外。裘沛然说，孙思邈提倡饮食达到"饥中饱，饱中饥"为最合适，就是饮食之度；汉代华佗主张"人体欲得劳动，但不当使极耳"，就是劳逸之度；《黄帝内经》记载"起居有常，不竭不妄"，就是房事之度；《论语》曰"唯酒无量不及乱"，就是饮酒之度，等等。

养生先养心

养生最重要的是养心。裘沛然提出，养心要遵循"1＋4"原则，并创造出一个养生的精妙方剂——"一花四叶汤"，对健康长寿独具效果。一花，即指身体健康长寿之花；四叶，一为豁达，二为潇洒，三为宽容，四为厚道。

养生贵在全神

就是努力使自己保持至善至美、恬淡宁静的心态。摒除邪恶和贪欲之心，不慕求浮荣，不损人利己，破除私心杂念，忠恕仁厚。这样人体才能气血和畅、五脏安宁、精神内守、真气从之，达到应享年寿。

九旬国医大师保养自有妙招

国医大师李辅仁是北京医院中医科主任医师。今年 97 岁的他，没有糖尿病和高血压，说起话来声音宽厚、底气十足，脸上的皱纹很少，几乎没有老年斑，牙齿也雪白整齐。李辅仁的养生秘诀有哪些呢？

什么都吃些，什么都不多吃

中国人传统饮食中带糖的食品很多，如元宵、粽子、月饼等，但李辅仁有意识地不吃糖。他小时候家里条件不好，常是粗茶淡饭，随着年纪增长，逐渐养成了这样的饮食习惯：素淡为主、少吃甜食、少吃脂肪、多食水果及蔬菜。他自己平时吃得非常简单，也不吃什么特别贵重的补品。

最爱走路，随时走起来

李辅仁经常走路，而且走得很快。他是想起来就走几步，不论是在办公室还是在院子里。除了随时走路，他还每天坚持买菜且不用手推车，而是提个篮子，这样也相当于锻炼；看电视不坐，站着活动关节；上班时不乘电梯而爬楼梯；平时家里扫地、擦地板都是他的事。

每天读书看报，午睡一小时

生命用则进，不用则废，头脑也是一样。除了工作，李辅仁的健脑方式是每天读书看报，每天保证 7 个小时的睡眠、1 小时的午睡。

保持肠道通畅

保持肠道通畅，除了多吃蔬菜、水果、杂粮等，还要适当运动，李辅仁常做腹部按摩，具体手法是：以手绕脐周推按，以顺时针（顺着结肠蠕动的方向）为好，或顺时针、逆时针交替进行。如果大便仍然秘结，可考虑用药物助通便。

做每件事都将心比心

"人生不如意的事十有八九，我必须有宽大的胸怀，学会看得开、想得开、摆脱开。"李辅仁说，"我几十年与人为善，助人为乐，不伤人、不记仇、不报复，事业上不断努力钻研。"李辅仁从事保健工作数十年，他一直本着"将心比心"的原则做事，让自己少些遗憾。

国医大师朱良春论饮食养生

国医大师朱良春认为养生应尽量保持一个平和的良好心态，既不过忧，也不过喜，不要将得失看得过重，只有神安才能延年益寿。朱老之所以能够年近百岁而精力旺盛，与他科学的饮食习惯是分不开的。他总结前人的饮食方法，并结合自己的生活实践，形成了一套系统而独特的饮食方案。

饮食有节　防病保健

朱老建议中老年人适当节食。他指出：节食可使机体免疫力在年老时仍保持旺盛状态，使免疫中枢器官胸腺的紊乱得以推迟，从而延缓衰老。同时，节食还可使体温略有下降，这对寿命的延长也有帮助。

至于节食的原则，朱老建议一方面减少动物脂肪、胆固醇、高糖分、高淀粉食物，另一方面适当增加蛋白质与维生素，因为这种适当节食必须在保证营养的前提下进行。

平衡营养　合理搭配

朱老认为，当今社会慢性病发病率较高，主要是由于人们吃高蛋白、高脂肪、高热量的食物较多，对一般的家常菜如青菜、萝卜、薯类、豆制品等摄入较少。对于蛋白质和脂肪的摄取，他建议人们多选用一些植物性食品，如豆类和谷类（大米、麦、玉米），尤其是大豆。对于热能的摄入，他主张与消耗的热能保持平衡，因为摄入不足，体力下降；摄入过多，则易于肥胖，影响健康。

除此之外，朱老还特别提到，韭菜、芹菜中的纤维素含量最高；在萝卜、豆芽和丝瓜等蔬菜中，含有一种叫"干扰素诱生剂"的物质，能抵抗病毒感染，抑制肿瘤发生。

糖盐适量　水分补足

朱老认为，糖、盐作为营养调味品可适量摄入，但不可过食。糖超量就会使大脑陷入缺氧状态，出现焦躁、烦闷等精神不安症状，长期超量，还会因热量过剩引起肥胖、糖尿病、高血压、心脏病等，并加快身体老化。另外，每人每天盐的摄入量不能超过5克，且一天的水分补充很重要。

九旬国医大师创养生保健操

94岁的国医大师郭诚杰不仅有非常好的医术，同时对于养生保健也有自己的一些心得，如今他鹤发童颜、精神矍铄。下面是他自己编的一套养生保健操，长寿养生的效果非常好，大家可以学学。

手掌保健法

郭诚杰大师说，此套操最好于晨起洗漱后进行，用一手掌揉搓对侧手背及前臂外侧中下部，直至感觉微微发热，再换手，一般揉搓10～20分钟。

头部保健法

上节活动结束后，即可用微弯曲的十指指腹按压头皮，从前向后做按压梳理动作 30 次，至头部感觉微微发热。再将双手搓热，用掌心在面颊、前额及下颌由里向外做环形轻柔按摩 20 次，这样可疏通面部手足阳明经、少阳经和太阳经经气。

五官保健法

五官是指眼、耳、口、鼻、舌，它们是我们身体接受外部环境信息的重要器官，每个部位都有相应的保健方法。

眼保健法：双目有选择地眺望远山、树木、田野、草原等 3 分钟后，再看手掌 1～2 分钟，如此交替，看远、看近，做 2～3 次；接着双眼球向各个方向转动，如向左或向右有节律地各转动 30 次。然后按双眼轮刮眼眶。

鼻保健法：用双手的食指、中指指腹在鼻翼旁上下搓动 12 次，感到鼻翼旁发热，然后用手捏紧鼻翼，用力憋气 30 秒，感到耳内有胀感，然后做深呼吸，每 3 个为一组，共做 3 组。

耳保健法：先做提拉耳动作，即用双手拇指和食指分别拿捏提拉双耳耳尖及耳垂各 20 次，使耳发热为佳。接着进行耳轮的按摩，方法是从上向下揉捏耳轮 20 次至发热。然后，进行耳根按摩，方法是用中指和食指分别于耳根的前后从上向下按摩 20 次。最后做"鸣天鼓"。"鸣天鼓"是我国流传已久的一种自我按摩保健方法，该法最早见于丘处机的《颐身集》。具体方法是：以两手掌捂住两耳孔，五指置于脑后，用两手中间的三指轻轻叩击后脑部 24 次，然后两手掌连续开合 10 次。

口、唇及舌保健法：相互交换着做努嘴、呵嘴、咧嘴等动作，每个动作做 10 次，然后再让舌在口腔中的正反方向转动各 15 次，之后做舌的伸缩各 15 次。这个动作有利于提高我们的食欲以及使口齿变得伶俐。

牙齿保健法：上下牙有节奏地叩咬 36 次，以略闻其响声为度，这样可以起到强固牙齿的作用。

颈部保健法

搓热双手后即从上向下摩搓颈项 15 次，然后点按风池穴、大椎穴各 30 次。

接下来缓慢匀速地点头 10 次、后仰 10 次，如此为一组，共做 3～5 组，做完后做左右的侧屈各 10 次。接下来向左和向右旋转颈部各 10 次。

肩部保健法

第一步五指并拢，掌指关节微屈，呈杯形，用左手叩击右侧肩背部及上臂外上部 30 次。第二步是按双上肢胸前交叉点肩井穴 1～2 分钟，然后再拿捏 5 次。第三步是肩部的主动活动，包括肩关节的屈伸、外展及肩部划圈运动，各做 30 次。完成以上步骤后再重复叩肩以放松。

腰背保健法

在腰部的运动分为三个部分，第一个是背部的被动运动，方法是背部距树干约 30 厘米，然后向后碰撞树干 30～60 次，着力点由左向右依次而行，力量由小逐渐增大。第二个是主动背部肌群锻炼，扩胸挺身动作，挺身后维持 3～6 秒，然后放松 1 秒，再重复动作，共 15 次。第三个是腰部保健，腰部保健包括腰部的按摩揉搓和腰部运动两个方面，具体为腰部的按摩揉搓，双手搓热后在腰部由上向下着力按揉至骶尾部 30 次，以发热为佳。

腰部运动包括转胯运腰、俯仰健腰和旋腰转脊。转胯运腰：双手叉腰，拇指在前其余四指在后，中指按在肾俞穴上，吸气时，胳膊由左向右摇动，呼气时，由右向左摆动，一呼一吸为一次，可连续做 30 次。俯仰健腰：姿势仍取站立位，吸气时，两手从体前上举，手心向下，一直举到头上方，手指尖朝上，呼气时，弯腰两手触地或脚，如此连续做 15 次。旋腰转脊：姿势为站立位，两手举至头两侧与肩同宽，拇指尖与眉同高，手心相对，吸气时，上体由左向右扭转，头也随着向右后方扭动，呼气时，由右向左扭动，一呼一吸为一次，可连续做 15 次。做腰部运动时动作要徐缓，循序渐进，方可达到满意效果。

腹部保健法

郭诚杰大师很重视腹部保健。做腹部保健操的时候，需要开步直立，双足同肩宽，双手重叠置于腹部，绕脐用力按腹并做顺时针方向推动按揉 30 圈。注意速度不必太快，且保持匀速用力。该法可加强胃肠蠕动和通便。接下来是捧肠：双手十指交叉置于下腹部耻骨联合上，用力向上承托腹部 30 次，本法可增强肠的蠕动和防止老年人中气下陷而出现疝气等。郭诚杰大师还提出击肠法：双手半握空拳，在下腹部轻叩击 30 次以激荡肠道，也可促进肠的蠕动。

四肢锻炼

最后再进行简单的上下肢活动，如关节的屈伸、旋转活动等，由慢渐快，舒利关节筋骨，畅通四肢经脉气血，从而保证全身的协调运动功能。

以上全套活动完成约需 30 分钟，由上而下，并循经络而行，能疏通经络气血，调节脏腑功能。郭诚杰大师说，此套操简单易行，唯以坚持为要，定能获体健神清之益。

肿瘤专家程书钧院士：好情绪打败肿瘤

长期以来，人们在抗击肿瘤的征途上举步维艰。近年来，医学家正在研究一个让人眼前一亮的肿瘤防治方法——快乐。中国工程院院士、中国医学科学院肿瘤医院原副院长程书钧教授指出："好情绪可以打败肿瘤。"

你生气，就给了癌细胞高兴的机会

"我曾提出过一个观点——人体宿主因素的变化不仅影响肿瘤的发生、发展，更会对肿瘤病人的治疗产生重大影响。"程书钧解释说，癌细胞原本是体内的"好公民"，但由于种种原因产生基因突变，不听从"组织"安排，肆意生长、掠夺资源、排挤正常细胞，进而演变为人体小社会里的一颗"毒瘤"。而人体就是癌细胞的宿主，情绪变化就是宿主因素的一部分。

2010 年，有研究者将遗传背景相同的小白鼠分为两组：一组在比较大的空间生活，里面有迷宫、玩具、房子、滑轮等玩具，小白鼠可以玩耍、交流，被称为"快乐小鼠"；另一群则放在固定的小空间内，作为对照组。一段时间后，科学家对两组小白鼠诱发肿瘤（黑色素瘤、胰腺癌等），结果发现，"快乐小鼠"诱发出的肿瘤比对照组小很多。这证明，良性的精神刺激对肿瘤有抑制作用。

情绪好，就可能和肿瘤和平相处

《2012 中国肿瘤登记年报》显示，50 岁以后肿瘤发生风险大大提高。程书钧解释说，一般来说，50 岁以后人体开始从强盛走向衰弱，免疫功能和神经内分泌功能都在逐渐下降，使得肿瘤发生率迅速提升。"从某种意义上来说，肿瘤也是一种与衰老有关的疾病。"

程书钧说："以往治疗肿瘤就是开药、开刀，以期杀死肿瘤。这当然没错，但我们要从'治疗病人的肿瘤'逐渐过渡到'治疗带有肿瘤的病人'，也就是要治疗人这个整体。如果人这个宿主垮了，那肿瘤治疗起来就非常困难，效果也是有限的。"肿瘤治疗是综合性的，要对心理、环境、生活方式、饮食习惯等进行综合干预。

老百姓口中有个肿瘤的"三分之一"说法：三分之一病人死于癌症本身；三分之一病人死于过度治疗；三分之一病人是被吓死的。程书钧认为，这个说法虽无科学依据，但也提供了一个重要信息：肿瘤会增加患者的精神压力，不利于疾病控制。调查显示，抑郁的肿瘤病人死亡率比不抑郁的病人死亡率高 22％。这不免让我们反思，人体和肿瘤之间必须要有个"你死我活"的决斗吗？

程书钧说，肿瘤与心脏病、糖尿病、动脉硬化一样，都属于老年身体机能衰退的慢性病。如果能平和地看待肿瘤，将其看成一种普通慢性病，人体和肿瘤就能处于相对平衡的状态，增强人体抗病能力。这就是近年来受到肿瘤医学界普遍认可的"带瘤生存"理念。

肿瘤防治要从娃娃抓起

调查显示，中老年群体是最关注健康知识的，但目前包括癌症在内的多种疾病呈年轻化趋势。程书钧呼吁，预防癌症应战略前移，从儿童时期开始加强相关知识教育和普及，教会孩子如何保持身心健康和养成良好的生活习惯。"疾病防控应是全生命进程的，到了五六十岁再来做这件事就已经晚了。"

八大权威医学专家的养生秘诀

医生了解我们的身体结构，关于如何养生，他们是最有发言权的。下面就带你去看看八位权威医学专家与你分享的养生秘诀吧。

北京崔月犁传统医学研究中心研究员樊正伦：吵架不能吵半截

"我常跟女士说，如果跟你先生吵架，什么时候把你气哭了再走，别气半截。"樊正伦说。

生气的时候肝气特别旺，一哭，肺气上来了，肺属金，肝属木，金克木，肺气一通肝气就调达了，如果气一半，肝气没下来，回头还得接着吵架不说，还容易生病。所以，吵架时不能吵半截，要吵透。

北京中医药大学中药方药系临床中药室教授高学敏：72 岁也要每天散步

"养生之道讲得再多，关键还是在于实践。"高学敏坦言，"我今年72 岁了，每天早上起来散步，这样可以在白天神清气爽；晚饭半小时之后还要走很长时间，这样为的是可以清理体内'垃圾'。如今我的血糖血脂等指标都保持正常，应该是得益于每天坚持走路。"

湖南中医学院附属第一医院妇产科主任医师尤昭玲：女人养生重在养血

尤昭玲将女人比作花、比作水，只有常常精心打理，才能使花常开不谢；只有常常精心呵护，才能使水晶莹清澈。怎么呵护呢？尤教授认为，血为女人之本，女性的生理特征使其一生数伤于血，"气有余而血不足"，守得住一份血，方留得住一份青春。有血病的女性可选择食用龙眼肉、荔枝、红枣、赤豆等以补血养血。

北京中医药大学王琦教授：养生得会"放羊"

"养"字上面是羊字头，养生就好比你在山上轻松地赶着羊，有羊掉队了，你会顺手把它再赶上去，让整个羊群达到和谐的状态。

当你体内的健康天平出现了偏差，身体出现一些局部症状时，比如口腔溃疡了，长痘痘了，就好像是羊群出现了掉队的羊，你可以适当调理一下，例如吃什么菜，什么时候起床，什么时候睡觉，帮助你把这只掉队的"羊"赶到"羊群"里去。

老百姓在学养生的时候，往往容易跟风。其实养生并不需要强求自己一定要怎么吃东西、怎么生活，只有当你用心灵体会到如放羊般的愉悦和自在时，你才是真正懂得了养生。

山东中医药大学名誉校长王新陆：别跟自然"对着干"

"中医养生最高境界是老子讲的'人法地，地法天，天法道，道法自然'，"王新陆说，"简单地讲，也就是要顺应四季的规律，别跟自然规律对着干，冬天该冻一冻，夏天该热一热。"

王新陆教授平时的生活很简单，并没有太多的讲究，但他认为"善不可因其小而不为，恶不可因其小而为之"，养生也是一个道理，要"积小善而成大善"，好的健康习惯其实大家都知道，少吃多动、戒烟限酒、心态平和，等等，但关键是要从"知道"变成"做到"，虽然每个人所处环境不一样，但是在大的健康原则下，完全可以自己灵活应用。

原卫生部健康教育专家温长路：憨睡、憨吃、憨乐

60多岁的温长路说起话来声如洪钟，激情飞扬。当被问到自己是怎么养生时，他说："就六个字，憨睡、憨吃、憨乐。'憨睡'就是想睡就睡，'憨吃'就是想吃就吃，'憨乐'就是该高兴时就要高兴。"在字典里，"憨"的第一个解释就是傻的意思，不过这个傻可不是真傻，是诚实，是天真可爱。"憨"字上面是敢，下面是个心。敢于言心声，敢于顺心意，这才是真的养生。

温教授在谈到饮食养生时说，虽说什么都吃，但饮食还是要掌握方法，记住"4321"，即4分主食、3分蔬菜、2分水果、1分肉蛋，这也是联合国提出的健康的饮食理念。

中国中医科学院西苑医院院长唐旭东：常练练"回头望月"

唐旭东坦言，自己在生活中更倾向于形体运动的养生。很多工作繁忙的领导干部经常坐着开会或是看文件，颈椎、腰椎最受累。我在生活中比较注意一些肢体运动，经常走动走动，做做伸展的健身操，等等。

中医里有一些广为流传的颈椎运动方法，大家不妨学学，比如左顾右盼、回头望月、哪吒探海等，都是很容易记的几个动作，都可以放松颈椎和腰椎。

中国中医科学院广安门医院副院长仝小林：普洱茶和牛奶是好搭档

"我每天要喝几大杯普洱茶，"谈到自己的养生保健，仝小林教授说，"普洱茶是一种很好的保健茶，但是长期喝茶容易带来一个问题，就是会导致体内一部分钙流失，所以，常喝茶的人可以将茶跟牛奶或酸奶搭配着喝。"

仝小林教授多年来一直有喝普洱茶的习惯，因为普洱茶一方面能帮助消化，一方面可以促进糖代谢和血脂代谢，可以帮助预防"三高"，清除体内废物。

仝小林教授认为，中医对健康和疾病的理解关键是看是平衡还是失衡。如果人处在身心都很平衡的状态，那就是健康，如果处于一种失衡的状态，那就是疾病。因此，人要维持健康，在各个方面都要做到尽量平衡。

台湾百岁老中医姜通的长寿秘诀

台湾有一位老中医叫姜通，现已经百岁高龄，走路仍然稳当，甚至仍在出门诊。据悉，姜通的长寿秘诀是一直坚持每天完成两项养生运动。

躺在床上蹬脚百次

蹬脚可以改善全身血液循环，使腿膝部的肌肉、韧带得到伸展，能消除腿部疲劳，使全身轻松舒适。蹬脚还能提高机体的御寒能力。

蹬脚还能改善睡眠。许多老人失眠是因为阴阳失衡。中医有句名言"阳入于阴则寐"，也就是说到了晚上，阳气潜藏到内脏与阴气相合，人就要睡觉了。但老人气血虚弱，到了夜间难以阴阳相合，常有失眠现象。足部有六条经脉流行，蹬脚可以刺激经脉的气血运行，促进睡眠。

深吸气和吐气百次

深吸气和吐气能提高心肺功能。所谓深吸气、吐气，就是胸腹式呼吸联合进行。

胸腹式联合的深呼吸类似瑜伽运动中的呼吸操。深吸气时，先使腹部膨胀，然后使胸部膨胀，达到极限后，屏气几秒钟，再逐渐呼出气体。吐气时，先收缩胸部，再收缩腹部，尽量排出肺内气体。吸气、吐气动作完成后，可主动咳嗽几下。因为咳嗽是一种保护性反射动作，能清除呼吸道内的分泌物。

百岁外科专家的健康顺口溜

朱焱教授是我国第一代著名的脑外科专家，新中国成立后浙江大学医学院附属第二医院的首任院长。朱焱教授直到 71 岁依然坚持在手术台上，80 岁的时候开始坐门诊，直到 88 岁。朱焱教授享年 103 岁，他的"养生心经"就是看上去最普通的事要天天坚持做。

朱焱的生活非常有规律，不吸烟，不喝酒，长年坚持合理的膳食搭配，玉米、土豆、牛奶等，样样都吃，但绝不多吃。而且朱老一直坚持运动，跑步、打篮球是他青少年时的必修课，走上工作岗位后，他也坚持每天洗冷水浴、慢跑。退休之后，他喜爱看书、写字、画画、做翻译；坐累了就去散散步、打太极拳；晚上，他还喜欢听舒伯特、柴可夫斯基的小夜曲。

每天早上醒来，朱老会先在床上或坐在床边放松全身，姿势随意，然后按摩双眼及周围穴位，并按摩面部，促进局部毛细血管扩张，改善微循环；起床后，如果天气好的话就去楼顶露台散步，要走 1100 步；接着做扩胸运动 24 次、起蹲练习 36 次，然后练气功。

朱老认为，人应该活得快乐，而快乐的源泉在于树立正确的人生观，保持健康稳定的心态，学人之长、避人之短、助人为乐、多做好事。他曾写了一首健康顺口溜：

> 青山不老人易老，
> 人生苦短，去时已多；
> 何以解忧？助人为乐。
> 为人之道，贵在诚朴；
> 坦诚待人，良友必多；
> 与世无争，心平气和；
> 扬人之长，避言其错；
> 不结仇怨，忘记凶恶；
> 兴趣多样，自得其乐；
> 营养均衡，劳逸结合；
> 适量运动，步行最妥；
> 不良嗜好，少益多祸；
> 遵守节律，心情无波；
> 时练静功，潜能开拓；
> 身犹青松，寿如山河。

国医大师谈春季怎样睡得香

春分节气后，气候温和，雨水充沛，阳光明媚，不少人出现白天"春困"、夜里睡不香的现象。如何在春季拥有优质的睡眠呢？让我们跟三位国医大师学学吧！

李玉奇：睡好"心"才能睡好觉

国医大师李玉奇被誉为"北国杏林泰斗，辽沈中医柱石"。李玉奇常说："想睡觉，先睡心。"中医认为，十二经脉之血皆主于心，十二经脉之气皆感而应心，心失所养，则神不守舍。因此，对失眠的治疗应从补益心气着手。唐朝名医孙思邈活了102岁，他在著作《千金方》中也提出过关于"能息心，自瞑目"的睡眠理论。所以说睡好"心"才能睡好觉是历代养生专家的共识。

李士懋：坚持午休重养神

80 岁的国医大师李士懋被学生敬称为"80 后"，他是中国中医科学院第一批传承博士后导师。这个"80 后"国医大师养生的秘诀就在"养神"。这个感悟，来自他早期的人生经历。1962 年大学毕业后，李士懋被分配到大庆油田总院工作。北大荒条件恶劣，除了精进医术，李士懋最大的业余爱好就是读书，通过读书来凝神静思。李老介绍说，直到现在他都每天很早起来读书，因为他觉得早晨头脑最灵光。也因为有晨起读书的习惯，为了保证睡眠时间，李老一直坚持午休。有多项研究发现，即便是 20 分钟的午睡也比早上多睡 20 分钟的休息效果更好。

禤国维：睡前先喝半杯水

第二届国医大师、广东省中医院的禤国维教授每天作息很有规律，多年来他坚持每天睡 6 个小时左右，早上五点半起床，晚上 11 点睡觉。他说，熬夜对身体损害较大，最典型的特征就是易疲劳，导致人体免疫力下降，所以保证一定的睡眠很重要。他有一套自己的喝水方法：一般睡前小口缓慢喝下半杯水后再睡觉。他解释说，睡前半杯水，可以补充睡眠时丢失的水分。特别是有脑梗或心梗病史的人，一定要睡前喝半杯水，以防因缺水而再次引起脑梗或心梗。他建议心血管病人在床头放一杯水，夜里醒来时还可以抿一口。他表示对于糖尿病人来说，保持一定的水分还有利于控制血糖。

清代名医章穆的饮食养生法

清代名医章穆（1743—1813 年），字深远，晚号杏云老人，江西鄱阳（今江西波阳）人，著有《调疾饮食辩》《四诊述古》《伤寒则例》《药物指南》《五种心法》等书。其著作《调疾饮食辩》对饮食养生有独到的见解。

《调疾饮食辩》是一本采用食物来预防和治疗疾病的本草学专著。章穆主张病人的饮食必须与病证相结合，认为如果病人"饮食得宜，足为药饵之助；失宜，则反与药饵为仇"。书中所载各种食物配方皆从治病疗疾的角度出发，援引各家学说，详列食物的适应病证，以满足临床实用需要。如"冬瓜汁"，"能除烦止渴、退热解暑、和中益气、利小便、消肿胀"；又如枇杷，"性专入肺，能止渴下气，利肺气、止呕逆，主上焦热，久患肺嗽人宜之"。

粥可补益胃气，是常用的食疗方法。《调疾饮食辩》中论述了用粥治疗疾病的原理。认为"凡用药，性速则有功，行迟则无力。古法所以有人行十里、五里、一里之限也。若其停蓄不行，变为酸水，尚何功效之与有。惟以谷气助其胃，以热气速其行，而桴鼓之应，乃迥非汤剂所能及。此古人用粥治病之精理"。同时收载粥类方剂 53 种之多，论述了用各种不同谷物及辅料煮粥的功效应用，并对煮粥原则和应用时的注意事项进行了总结。

"各种粥，通用白粳米或籼米，惟热病用粟米，表虚、肺热用糯米、秫米。妙用总在热啜，尤须久煮极烂。"其余如菜、果、鸟、兽、鱼、虫等，在述及其食用功效时，章氏也很注重从保养病人脾胃的角度进行分析，注重对脾胃功能的调理。他在《调疾饮食辩·谷类》中说："粟米粥性能养脾胃，百病不忌。与籼米、粳米同，而粟熟于秋末冬初，秉清凉之气。故《别录》曰：养肾，去脾胃中热，利小便，解烦渴。"而对于"胃寒呕吐、泄泻，气痢，腹痛者可食葱白粥，将葱白细切，俟粥将成之时投入，煮熟热啜取汗可散寒，行气"；对于"胸腹胀满，冷痢刺痛，蛔虫上膈，烦躁吐涎者，可将川产花椒研末，去纤入粥服食，疗效颇佳"；对于"脾胃虚弱、泄泻、肾、肺气虚者"，则宜食用薯蓣粉粥，即山药粥。

书中还列有天门冬汁、土茯苓汁、苄根皮叶汁、桑叶汁、紫苏叶汁等，把药物制成汁液，具有流质的特点，不仅吸收快，而且可养胃气，药与汁相得益彰，对老年人尤为相宜。

南宋名医"养气七法"

孟子说养浩然之气时要"持其志，无暴其气"，不要任意浪费体力与精神。可见，省气、蓄气是养生的第一步。怎么蓄气？我们可以仿效宋代名医陈直提出的"养气七法"。

1. 不要多说话。说话太多会耗真气，古人说"行走勿语，伤气"，意思是说走路时不要说话，边走边说也是伤气的。

2. 节制色欲以养精。性生活要有节制，过多就会耗费精气。

3. 饮食方面。不要贪口舌之欲，吃一些破气耗气的食物，比如山楂，少量吃时可以消食化积，但吃太多了就会伤胃气。

4. 咽津液。即咽下口中产生的津液，不要吐口水。津液被认为是肾精上承而来，咽津液可以养脏气，尤其可以养肾气。

5. 节制怒气以养肝气。中医认为情志过激也是耗气的，惊慌恐惧会使气散乱不收，过度的心花怒放会使气散发掉，而所有的情绪中，怒最耗气。

6. 饮食有节可养胃气。主要是做到"少、杂、淡、慢、温"五个字。

7. 不要钻牛角尖。不要心事重重，少思虑才能减少心气的损耗。

老中医刘炳权的养生经

随着我国社会的进步，人们生活水平的提高，越来越多的人注重中医养生。广东省老中医刘炳权的养生经验值得参考。

每天喝杯山楂汤

刘炳权教授每天都有一个习惯，就是用 19 片山楂放水里，煮成一大杯水，把煮的山楂水当茶喝，这杯山楂水最好是在饭后喝。"山楂可以降血压，可以软化血管，从几年前开始我就坚持这个习惯。老年人如果有高血压、血管硬化一类的慢性病，可以每天喝一杯山楂水，没有病的人，喝山楂水也可以预防。"刘炳权说。他还说他每天吃一个番薯，番薯中所含粗纤维是有利于排便的，番薯的大小跟香蕉差不多就好了，而且番薯最好是晚饭后吃，这样早上起床就会大便通畅。他还每周去爬一次白云山，从上山到下山，约 3 小时，做做深呼吸，随意舒展肢体，这个习惯他已坚持三年了。

勤用脑，注意适度减肥

人老了，就是要勤用脑，脑子用得多，可以预防老年痴呆和脑萎缩。

每天步行或做柔软体操半小时以上，可以消耗体内脂肪，肚子饿时的步行效果最好，脚跟、脚掌同时着地，可以减去肚腩上的脂肪。在吃饱饭至少 3 小时后才可以睡觉，睡觉的时候最好穿薄的内衣内裤，这样就可以增加身体热量消耗。

锻炼手脚防中风

"要强身健体，临睡前用温水泡脚胜过平时吃补药。"刘炳权说，平时可以按压足部，按压涌泉、太溪、合谷、曲池等穴，每天按压一次，每次每穴按压 1～2 分钟，可以滋阴补肾、平肝熄火。经常运动手指、脚趾，有助于加强末梢神经循环，增加心、脑、肾的血流量。具体方法是，用大拇指推捏 5 个脚趾，用右手食指、中指夹着左手的手指捏揉，或用左手食指、左手中指夹着右手手指捏揉。

刘教授预防脑中风还有一招：洗手有讲究。他会先用一盆冷水洗手，再用一盆热水洗手。中医认为，手是三阳经、三阴经经过的地方，一冷一热对脑血管有刺激作用，可以有效预防脑中风。

"养目经"是扣眼球

作为 72 岁的老人，刘炳权的眼睛看起来特别明亮，没有一点混浊。刘教授的"养目经"是：每两个小时（特别是工作期间）用食指、中指、无名指轻轻地扣（覆盖轻压）眼球，每次扣几秒钟；近距离用眼后，一定要望远，放松眼睛。此外，刘教授一向注意饮食预防耳鸣，平时多吃含铁丰富的食物，如紫菜、菠菜、黑木耳。他还注意食疗补锌，多吃含钙丰富的食物，补充维生素 A、维生素 E 特别是维生素 D 含量丰富的食物，如鱼肝、蛋黄。"老人血压过高可使血管粥样硬化，进而累及耳蜗血管硬化，摄入维生素 D 能降低血压。"刘炳权说。

健身巧扎"化脓灸"

化脓灸是中国古代的一种疗法，是艾灸的一种，可以提高机体的抵抗力。刘炳权曾治疗过一位香港的乳腺癌病人，手术后两次复发，扎了化脓灸后肿瘤消失了，没再复发。据刘教授介绍，这种灸法是将艾炷直接置于穴位上点燃施灸，灼伤皮肤后，使之起疱、化脓，最后留有瘢痕，灸疮化脓可以刺激免疫系统，防治各种疾病。目前，化脓灸常用于哮喘、慢性肠胃病及体虚的调理，特别是能提高老年人的抵抗力。

国医大师修德养生

1932 年出生的国医大师郭子光是成都中医药大学主任医师、教授，1992 年起享受国务院政府特殊津贴，为全国老中医药专家学术经验继承工作指导老师。

郭子光认为，中医的特点在于人与自然的和谐统一，也就是天人合一。他说，天人合一是中医最大的特点，也是养生的真义。

归真返璞，进退有道

郭子光说，寿夭的原因，不仅仅存在于生理的机体之内，更重要的因素还是在精神活动之中，所以强调精神生活的优化与物质生活的超越，追求道德"至善"的理想境界，以保持人体内在的和谐、人与自然的和谐和人与社会的和谐，达到尽终天年的目的。

寿非天定，调摄延年

郭子光说，按照中医养生学的理论，人寿夭衰老的原因大约包括先天因素和后天因素两个方面。

先天禀赋有体质学说和命门学说。体质学说认为，由先天禀赋所形成的体质强弱决定着人体的寿夭衰老，只有五脏坚固、形气协调、血脉和畅、各部器官配合匀称、形体壮实坚健才寿，反之则夭。命门学说则更为历代养生家所认同。认为命门为"立命之门"，所以主宰人的寿夭生死，在于其中所藏元精、元气和元神。精气神为生命活动的三大要素，最初禀受于父母构精之时，由于三者不断地、有规律地生生化化，便构成人体各部形质器官，同时供给所需要的能量，从而产生生命过程的各处功能活动，这叫作"先天生后天"；及至出生以后，命门的精气神复得五脏剩余真精的不断补充和滋养，叫作"后天生先天"。

后天因素包括生活方式、自然环境、社会因素、疾病损伤等。以古养生家十分强调的生活方式而言，其内容就很多，诸如饮食、起居、工作、劳逸、寒温、嗜好、思想、行为等，合理则寿，不合理则夭，但这些都是通过对精气神的耗损而施加影响的。

天人相应，仁者得寿

郭子光说，养生之道，修德为先，这是中国养生学最具特色之点。孔子《中庸》云："大德必得其寿"，故"仁者寿"。可见养生当从修德入手，养德养生无二术，是历代养生家遵循的准则。修德是一个永恒命题，实际也是儒道二家"安身立命"的学问。

养生中的重要原则是顺应自然，人与天调。人是自然万物的组成部分，故顺应天地万物变化的规律以养生，便成为养生学的基本法则。顺应自然规律养生，具体包括顺应四时、因地制宜等丰富内容。大自然的显著变化，莫过于阴阳离合引起的春夏秋冬、四时交替、太阳升落、月廓盈亏呈有序性、节律性演变，这种变化，人的力量就改造不了，只有顺应这种变化规律而养生，叫作顺应四时。顺应四时养生的主旨是根据这种同步变化规律来安排起居劳逸、练形调神、进食进补。

国医大师王绵之的养生法

国医大师王绵之（1923—2009年），是江苏省南通市一个中医世家的第19代传人。1938年他跟从父亲王蕴宽学习，1942年正式悬壶。2008年12月，他被北京市授予"首都国医名师"称号，2009年5月被评为首届"国医大师"。

每天保持愉悦的心情，是王绵之长寿的秘诀，与此同时，和其他国医大师一样，他也有一些养生方法。

吃东西不忌讳

王绵之认为，只要在身体健康的情况下，吃东西不应该有什么过分的禁忌，而应该每种食物都吃一些，这样营养才能均衡。

吃冰激凌多在嘴里含一会儿

王绵之从小爱吃甜食，进入老年之后，他居然喜欢上了冰激凌，而且还吃得很有讲究。在吃冰激凌的时候，他喜欢在嘴里多含一会儿。他说，这样就会使冰激凌的温度升高，对身体没有什么坏的影响。

冬虫夏草每天半克

在平时饮食中，王绵之会吃些冬虫夏草来保持身体健康，分量很少，每天只需要半克，研成粉末，放入牛奶中溶化后服用即可。他说："这种在于持之以恒，你拿十天的量搁在一天吃了，浪费，身体还会生病，对身体没好处。"

腹式呼吸吐故纳新

在王绵之眼中，真正对身体起到根本性作用的除了健康向上、从容不迫的心态，还有就是注意锻炼。在练功的时候，他强调脑子里要空、要静，呼吸调匀，心率放慢，全身放松，集中意念。另外，他还有一个小窍门，那就是使用腹式呼吸，方法很简单：向外呼气时瘪肚子，向内吸气时鼓肚子，按照正常的呼吸频率即可。他说，这样可以将身体里的废气呼出去，然后再将新鲜的空气吸入体内，起到吐故纳新的作用。

名老中医涂晋文的"不过"养生法

凡事都有度，养生这件事也不例外。"不过度"就意味着节制，国家级名老中医、湖北省中医院的涂晋文教授表示，日常生活中的一些细节只要长期坚持并且把握好度，就能强身健体、延年益寿。大家不妨对照涂晋文教授的养生法则试试。

衣不过暖：穿衣戴帽不要过于暖和，也不可过于单薄，过暖容易感冒，过冷容易受寒。

食不过饱：吃饭不要过饱，粗细都吃，荤素相兼。

住不过奢：要随遇而安，居室富丽堂皇易夺心志。

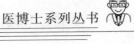

行不过富：身体健康允许时，尽量以步代车。如出门必乘车，日久腿脚就会失去灵便。

劳不过累：劳动的强度是有限的，超过负荷量容易造成身体伤害。每日工作8小时，8小时外适当地休闲，劳逸结合很重要。

逸不过安：终日无所事事，会丧失对生活的情趣而变得心灰意懒，所以即使退休在家，也应勤于动脑，散步聊天、写字作画、下棋看戏等，心情由此舒畅，益于延年增寿。

喜不过欢：人逢喜事精神爽。但是喜不能过头，过喜则伤心，古人范进中举后发疯，即为过喜所致。

怒不可暴：有不顺心和烦恼的事，不要生气恼怒。怒则伤肝，伤肝就要发病。要有涵养，乐观处世。

名不过求：名不过求、利不过贪，能给人带来幸福感。

九旬全国名老中医自创养生长寿粥

北京中医医院的王嘉麟教授现已93岁，他是国家级名老中医。如今，王老依然神采奕奕，这都要归于他多年来坚持的调养之功。

食养胜补品。人以食为本，人体所需营养物质都是通过嘴巴摄取，把住饮食关是身体强壮的关键。数十年来，王老每天早晨5点多钟起床，将百合、枸杞子、银耳、山药、核桃、花生米、麦片、玉米面等共煮为粥，然后再加上少许蜂蜜。每天早饭踏踏实实地喝上一大碗药粥，再吃一个鸡蛋。天天如此，几十年如一日从未间断过。他还会视身体情况灵活组方，随季节变更适时加用红枣、龙眼肉、黑芝麻等。

王老解释说，晨起胃肠空虚，一碗温热的药粥最为滋润胃肠，且极易吸收，很适合老年人及病后体虚之人长期服用，胜过补品。药粥由药物、谷米及调料三部分组成，取药物之性、米谷之味，且取材方便，制作简易。陆游诗云："世人个个学长年，不悟长年在目前，我得宛丘平易法，只将食粥致神仙。"因此，也有人把王老的药粥美其名曰"神仙粥"。

生活中，王老不吸烟、不喝大酒、不吃辣椒，晚餐通常是绿豆芽、圆白菜等几个清淡的素菜。他偶尔喝一小杯葡萄酒，遇到节假日家人团聚，也只是少量吃些荤菜，数十年来一直保持饮食定量的习惯。王老以自己的亲身经历劝告旁人：养生不言迟，坚持下去必有后功。

93岁高龄的王嘉麟教授至今还在北京中医医院肛肠科坐诊，他耳聪目明、思维敏捷、精神矍铄、面色红润。王老淡泊平和，气定神闲，总是乐呵呵的，俨然"笑佛老寿星"，传统医学恬淡虚无的精神在他身上得到了真实完整的体现。他举手投足间透着对生活的热爱和对生命的悲悯仁爱。其实，"笑佛老寿星"的人生并非绝无烦忧：两年前，他终于找到了1949年前失散的小妹妹，在台湾生活了70年的妹妹和老寿星哥哥在北京相聚，一对白发兄妹拥抱在一起，激动得热泪滚滚。后来的日子，兄妹俩经常打电话互相问候，约定下次团聚的日子，倾诉思念。可是，就在2012年5月，妹妹那边亲人来电话，打破了这种宁静的幸福：妹妹因病突然离世。70年分别，匆匆几面，即天人永隔，王老悲痛无比。

接到噩耗后的第三天，他去公园"万步走"，薄汗微湿之际，他豁然开朗：逝者已矣，亲人应该健康地生活，让他们在天堂里微笑。当晚，他致电安慰台湾的晚辈们，达观的状态、清朗的声音令他们非常感动。万步走是健身健心的"达观宝瓶"，边走边梳理自己的身体和情绪，乐而忘忧。王教授说，人生不可能处处顺心、万事如意，别和自己较劲伤神，健康是最重要的事。

王教授的养生长寿粥制作方法：

1. 将百合、银耳（前一天晚上将百合、银耳用水发好，以备翌日晨起熬制）、枸杞子、山药、麦片、玉米面等共煮为粥，待粥煮至七成熟时，放入核桃仁、花生米。

2. 熬制成粥后放至微温可口，喝前再加入1～2匙蜂蜜。

3. 一年之中，随不同时令，可适时添加红枣、龙眼肉、黑芝麻或绿豆等。

全国名中医陈意的养生"抖抖操"

"我没有什么养生经。"谈起养生，浙江省名中医研究院副院长、国家级名中医陈意教授总是这样谦虚作答，但他已将养生融于生活，有大智慧，还有一套私房"抖抖操"。

没办法改变就放下

陈意教授爱笑，思维敏捷，说话滔滔不绝。今年 71 岁了，每周还坐 6 天门诊。他说，养生关键是保持一颗愉悦心。

"我们这个年代的人都很乖，不浮躁，喜欢平淡生活。我没什么嗜好，平时不炒股票、不看足球、不好烟酒。你问我爱什么，我就喜欢给病人看病。有时候放长假，待在家几天见不到病人就难过。有个喜欢的职业，对养生很有好处。"

在陈意教授的字典里有一句话，"精神之于形骸，犹国之有君也"，他还说，"从养生的角度说，人的心情统帅一切"。陈意教授认为学会放下是大智慧，遇到没有办法改变的状况时，就应该学会放下。"总把事情放在心里，自然让自己受气，得不偿失。但学会放下的同时，也要保持上进心。"

每晚饭后走路一小时

"生命在于平衡。有人说生命在于运动，长寿在于少动，对于这句话，大家理解得还不够全面。保持平衡的意思是，平时不动的人要动起来，运动多的人要少动。"

陈意教授说，以前他很少运动，不过从 50 多岁开始，他养成了每天走路的习惯。"原来不注意身体，人到中年时开始出现高血脂、高血压、高血糖，我就意识到是时候要动起来了。"

陈意教授平时早上都开车上班，门诊又是坐着，因此晚上一定会出门走路。"七点天气预报一看完，就和老伴出门。每次一小时，走四五公里，到晚上八点回家。"陈意教授说，他走路的速度比散步快一些，一小时一个来回，下雨天也不例外，带把伞就出发。"我这个年纪，反应还很快，与走路大脑血液循环快有很大关系。"

看病间歇起来"抖一抖"

陈意教授有一套深藏不露的养生操，即"饭后百步走，不如抖一抖"。为了做好标准动作，让大家学一学，陈意教授示范：两脚分开同肩宽，两只手像小鸟挥舞翅膀一样开始抖。

"这是我自己独创的，要诀是全身一起抖。两只手同时向前抖、向左抖、向右抖，分别抖 100 次。这样可以让全身肌肉放松，不限场地，只要疲劳了就能抖。"他说，10 多年前，自己工作非常忙，没时间走路，就想出了这么一套动作，这么多年"抖"下来，自己觉得身体好了不少，而且男女老少都能学，对颈椎、腰椎都有好处。"你看我这个年纪，脊椎方面的疾病一点都没有。"

中医博士自创"五脏养生功"

中医学博士彭鑫总结古人经验，自创了一套"五脏养生功"。这套功法重在调理内脏，让内脏气血运动起来，人就会感觉活力倍增。此功法共有五个动作，可结合起来练，也可单练，长期练习可防治不同的疾病。

舒展心胸

伸展双臂，开胸通肺，配合呼吸排出浊气，对呼吸系统有调整作用。

做这个动作时，要将肢体伸展开，配合呼吸，内心想象肢体像莲花一般绽放，慢慢打开。在两臂下降到与肩膀齐平的时候，要求双肩放松，手掌上翻，中指上翘。会感觉到两臂正中的手厥阴心包经发热，刺激这条经络可以很好地保护心脏，防治心脏问题，如心脏病、心慌、心律失常、心绞痛等。

螺旋托按

这个动作是调理脾胃之气。双脚开立，左手掌心向上，举向头顶。与此同时，右手掌心向下，下按至臀部后侧。双手旋转的同时，上身随之右转，眼睛看向右侧。然后双手回到胸前成抱拳状，进行另一方向的旋转，眼睛看向左侧。

这个运动锻炼了百脉之王——中脉，锻炼脾胃和肝胆，还能有效预防癌细胞的生成。

固肾功

身体前屈后伸可以刺激人体的脊柱、腰椎、督脉以及命门穴、肾俞穴等穴位。

首先，静止站着，双脚并拢，两膝挺直，双手搭在腰后。待身体静止后，上身向前俯。双手从后腰开始沿双腿后侧下行至能够握住两个脚跟。双手绕过脚一周后，双手心对着双脚内踝。此时上身慢慢上升，直立，双手沿腿内侧上行至肚脐下三寸丹田处，身体恢复直立。双手向两侧分开，环绕腰一周后重新搭在腰后。如此循环往复。

过程一定要非常慢，双腿一定要直。双手摸不到脚跟的话，摸到小腿也可以。

旋转带脉

带脉是人体唯一一条横向行走的经脉，和腰带一样围绕腰部一圈。

左手掌心置于肚脐处，右手掌心置于后背命门穴处，然后左手向后，右手向前，围绕腰部来回进行和缓按摩，一直到腰部发热。

带脉总束全身脉络，按摩它可滋润内脏、强肾养肝，对于女性宫寒、男性尿频等常见问题有很好的预防效果。

敲振九穴

通过依次敲打全身的九个重要穴位：膻中（双乳连线中点）、内关、外关（位于前臂背侧，与内关相对）、环跳、足三里、三阴交、血海、神阙（脐中央）、命门（腰部后正中线上，第二腰椎棘突下凹陷中）等穴，疏通经络，让气血流通。

五个动作练习完毕后，可原地踏步三分钟。

金代养生家李杲的脾胃养生法

金代著名医学家与养生家李杲指出："人以胃气为本。"说的是消化机能代表着人体的抗病能力。李杲认为，胃是人体能量的发源地，胃气充实则身体健康，因此长寿的关键就在于保养脾胃。

我国历代医家都重视保养胃气，所谓"有胃气则生，无胃气则死"。人的寿命长短与元气的强弱密切相关。元气是生命活动的源泉，它依赖食物的滋养，食物的消化又依赖脾胃功能，如果不注意饮食导致胃气不足，则必然多病早衰。而且，老年病人只要胃纳好、消化功能不衰，那么治病时往往疗效良好。对此，李杲总结了相应的养生方法。

1. 心生怒气、恐惧、忧虑、悲伤，都会伤害胃气。如果长期精神失调，消化功能就会失常。因此在进食的时候应该心平气和，一切反常的情绪都应尽力排除，才有利于胃的消化。

2. 食不过饱，方能宽胃以养气。三餐要定时、定量，每顿饭食七分饱为宜，使胃中不致食物拥塞，有利于胃肠宽松蠕动。晚餐更应该少食，否则造成胃肠负担加重，会导致失眠。

3. 饮食不过咸、不过甜。长期高盐、高糖饮食会伤害元气，对于肾功能更加有害，还会诱发心脑血管疾病、糖尿病、高血压等。

4. 食物以清淡为上，少食肉，多食粗粮和蔬菜。少吃肉类，可以降低患心脏病、糖尿病和患癌的风险，更不易得心血管疾病。多吃蔬菜，以增加膳食纤维的摄入量，能总体改善消化功能并减少便秘的发生。

5. 胃喜温热，最忌寒凉。胃需要保暖，多吃热食可帮助养润胃气。若经常吃寒凉食物，必然会损伤胃功能。即使在炎热天气里，也不应该进食冰水等冷饮。冷饮容易导致消化系统功能失调，老年人吃冷饮除了会引起肠胃不适，还可能引起脑血管痉挛，引发心绞痛等。因此，宜饮用温茶。

国医大师孙光荣自创养生操

北京中医药大学中医药文化研究院院长、第二届国医大师孙光荣，每日晨起都花15分钟练习自创的"九九自振"养生操，从面部肌肉到全身骨骼肌肉，无不得到有效运动，这也是他75岁仍保持面容年轻、中气充足、动作灵活的秘诀之一。

1. 预备：垂肩，直立，平开半步，面朝太阳升起的方向，全身放松；尽量睁大双眼、张大口腔，舌尖抵住上颚；深呼吸9次。

2. 以头书凤双臂展：以头部书写繁体"鳳"（凤）字，缓慢活动颈部；双臂自由活动、舒展。

3. 左右踢腿腰转圈：腰部左转、右转各 9 次；下蹲 9 次；左右踢腿各 9 次。

4. 站跆蹲振各三百：自然站立，利用膝盖屈伸自然振动 300 次；跆起脚尖，利用膝盖屈伸自然振动 300 次；下蹲，利用膝盖屈伸自然振动 300 次。

5. 结束：自由活动，舒展四肢，如有可能，步行 1000 米。

瑶医专家：养生应多做"减法"

健康长寿是人们的共同期盼。著名瑶医专家覃迅云认为，按照瑶医的养生理念，要想健康长寿，得少做"加法"，多做"减法"。

覃迅云是中国第一位瑶医主任医师，中国民族医药学会瑶医药专业委员会主任委员，北京瑶医医院董事长。覃迅云说，在广西大瑶山瑶族聚居区，长寿老人比较多。广西巴马瑶族自治县是著名的"世界长寿之乡"，据统计，截至 2014 年底，巴马总人口 29.21 万，其中百岁老人超过 90 人。

除了遗传基因与环境因素，覃迅云分析，瑶族人坚持的"五低三高"饮食习惯，是他们容易长寿的重要原因。"五低三高"，即低脂肪、低热量、低动物蛋白、低盐、低糖，高维生素、高纤维素、高矿物质。

"想长寿，得多做'减法'。"覃迅云说，我们现在的生活方式造成人体普遍的营养过剩，身体吸收消化不了。身体里消化不掉的东西多了，就会导致血液黏稠、血管堵塞，严重的就会造成脑血栓、高血压、糖尿病等疾病。

覃迅云说，做"减法"体现在养生上，就是饮食不宜过饱。瑶族人主食以素食为主，主要是玉米粥搭配白薯和各类蔬菜、豆类。而且，以前瑶族人每天只吃两顿饭，如今很多偏远地区的瑶族人依然每天只吃两顿。

九旬老医生：精细保养，带病延年

92 岁的麻醉学医师终身成就奖得主——华中科技大学同济医学院附属同济医院麻醉科教授金士翱，他在 89 岁时还能骑自行车外出，膝关节一点毛病都没有。就是这么一个过得相当滋润的老医生，他和大多数老年人一样，患有多种老年病，每天吃药上十种。可金老是个很乖的病人，他把药放在一个自制的药箱里，每天各个时间段的用药情况都有记录，并坚决照此执行，与病为友，把身体保养得和健康人一样好。

防中风：每天量血压和血氧饱和度

"我五六十岁时知道自己血压高，自此遵医嘱量血压、吃药控制。"金老称，血压高不是突然高的，是慢慢高的，很多高血压病人渐渐能耐受了，就感觉不到血压高，容易疏忽大意。金老建议老年朋友每天要量血压，控制血压在正常水平，并谨遵医嘱服药，还需要控制饮食，不要大鱼大肉，以素为主，加点荤菜，能延缓动脉硬化；酒要少喝，绝不要抽烟。"我除了每天量血压，还会量血氧饱和度。气管、支气管是氧耗作用的主要通路，血氧饱和度在 95 以上都算正常，如果在 95 以下，就要怀疑是否气管、呼吸有问题，以及肺部是否有异常。"

防哮喘：重视室内保暖、防尘

金老从 70 岁开始就患有气管炎、哮喘。他说："我认为哮喘病人要长寿，重在保养。"

"一、烟草容易导致支气管炎，一定要戒。我一辈子不抽烟。二、注意保暖，随天气变化增添衣服。我穿衣服有个方法，即下半身穿得厚，上半身随体感加减，比如我泡脚爱出汗，我会先把棉衣换成夹克，泡完脚看电视时，我又换上棉衣。冬季室内温度要提高，最好有中央供暖，如果没有也要用电取暖。我们家客厅、书房、卧室都有烤火装备。三、有的花就是过敏原。我家就没有花花草草。"

谈失眠：找准原因，少吃安眠药

金老认为老年人不能盲目地吃安眠药。因为安眠药是抑制中枢神经系统的药物，会让人变得恍惚。有些失眠的老年人是因为有思想包袱，那就要解开思想包袱；有些是因为患有疾病导致失眠，则要找到具体病因。看失眠最好找心理医生，还要全面体检。偶尔吃一两颗安眠药问题不大，但要避免经常吃。"我晚上也偶尔失眠或早醒，但不吃安眠药。中午其实我也睡不着，我就躺着养养神。"

论饮食：假牙搞好，胃口才好

"我的胃口很好，但我上面的牙齿都是装的假牙，吃鱼、吃肉、吃菜都没问题。老年人要有好胃口，牙齿一定要搞好。我早上不吃油炸的，吃包子、花卷、馒头，喝鲜牛奶、酸奶，有时会喝碗红枣木耳莲子汤。中午通常是一荤两素。晚上常吃面，面易消化，对消化道负担小。"

金老脑子特别灵活，他喜欢考别人，他涉猎广、记性好，古今中外都讲得有条有理。"脑子既要用又要休息，听音乐就是极好的休息。跟我同班的同学，爱好音乐的都比较长寿。"金老说，很多老年人没有爱好，又有病，就会很难过。"我觉得打麻将、下棋也是比较好的爱好，动脑很多，可延缓大脑衰老。1938年我在重庆路过英国大使馆时，里面在放贝多芬的第六交响曲，从那时我就爱上了古典音乐，这一听就是70多年。"

国医大师唐祖宣的中国式养生

年过七旬的国医大师唐祖宣，热情开明，身板硬朗，一点不像个古稀老人。问及他的养生之道，他说："从古至今，中医的养生方法不外四种，即情志养生、运动养生、饮食养生和药物养生，我把这些称为中国式养生。我没什么特别的养生方法，就是平时注意在这些方面多调节。"

保持生命活力先养神

中医重视情志养生，将其列为诸法之首。在情志养生中，养神应为首位，这是保持生命力的关键。唐祖宣说了五种方法，即心态平和、理智冷静的安心养神，劳逸结合、充足眨眼的休眠养神，恬淡清虚、静心清心的清静养神，超凡脱俗、心胸开阔的糊涂养神和清心寡欲、不贪不争的节欲养神。

重视道德的养生价值

唐祖宣指出，中医养生学中的一个重要内容就是养性，养性即养德。

历代医家十分重视道德的养生价值。医家的"德全不危"、儒家的"德润身""仁者寿"、释家的"积德行善""进修德行"和道家的"仁者德之光"都把修养德行作为养生的重要内容。

注意"五气"才能养真气

关于气，唐祖宣也有独到的认识。气是构成人体和维持人体生命活动的基本物质，要想健康长寿，不能单靠药物，还要保养人体的真元之气。所以在生活中，要注意五个"气"。

一是不生馁气。人贵在有精神，不要一遇到逆境就悲观叹气、失去信心，这样气泄则气衰，气衰就心竭。

二是不生闷气。闷气在胸，郁郁寡欢，不思饮食，胸闷气短，有气无力，痛苦不堪，对身体危害很大。

三是不生怨气。"君子坦荡荡，小人长戚戚。"工作和生活中难免有各种矛盾，对于不顺心的事，不要怨气连天。怨气积压日久，最容易损伤神气和肺气。

四是不泄阳气。阳气是人体之本，是生命的重要能量。自然界的阴雨、浓雾、疾风、暴雨、雷霆、酷暑等都会直接或间接地损伤阳气，一些不良生活习惯如过食生冷等也会损伤阳气，导致人体阴阳失衡，所以要躲避恶劣天气和纠正不良习惯。

五是不泄精气。纵欲会耗伤精气，导致阴阳亏虚。中医认为，节欲保精是不泄精气的好办法，养肾护精才能延年益寿。

另外，唐祖宣也很重视合理饮食与适度运动。

九旬名医常按三穴

每周六早上 7 点多，上海岳阳医院名医特诊部 2 楼 1 号诊室，白色纱帘前的座椅上，总能看到一位满头银发的妇科老医生在坐诊，她面带笑容、举止优雅，颇有旧时上海滩的名媛风范。这位上海有名的老医生叫朱南孙，今年 95 岁，闲不住的她如今仍坚持一周出诊两次。朱南孙还有丰富的养生经验。

善于倾听身体发出的警告

平时除了出诊，朱南孙还会参加很多义诊和社会活动，"人要多活动，流水不腐，户枢不蠹。但我也常常提醒自己不能太劳累"。

朱南孙说，人要善于倾听身体的预警信号。平常有心事时，为了不影响睡眠，朱南孙会在睡前泡脚放松，"水温比平时高一些，泡上 20 分钟，让血压降下来"。白天劳累后，她会让女儿给她加做几次按摩。主要是按摩后背的三个"不老穴"，从上往下依次是：心俞穴（位于第 5 胸椎棘突下，旁开 1.5 寸处），可养心宁神；肝俞穴（位于第 9 胸椎棘突下，旁开 1.5 寸处），可疏肝理气；肾俞穴（第二腰椎棘突旁开 1.5 寸处），可滋养肝肾。"下班后、睡觉前按摩两三次，整个身体都舒畅了。"

推荐"三豆饮"养皮肤

朱南孙常被人说"看起来才 70 岁"。事实也确实如此，除了听力稍有下降，如今她皮肤、视力、记忆力都不错，血压正常，身材苗条，体重始终保持在 50 公斤左右。

长期从事临床妇科，朱南孙总结女性的生理病理特点是以阴虚火旺者居多，所以女性同胞应少吃油煎油炸食品，否则容易上火，造成阴虚阳亢。

对于女性皮肤暗淡、色斑暗沉的问题，朱南孙推荐了一个验方"三豆饮"：用绿豆、赤小豆、黑豆各 20 克，加生甘草 6 克，煎汤代茶喝，并食用煮烂的豆子，可以利水消肿、补充营养。

每天喝西洋参枸杞子汤

朱南孙基本不吃补药，更不吃保健品。但她认为西洋参滋阴，倒是坚持吃。用枸杞子 15 克，西洋参 6 克，头天晚上煮好，第二天早上起来温一温，当作茶水喝。她说："这个分量是两天的量，脾虚的人放两三颗红枣，肠胃不好的不建议喝，咳嗽、感冒没完全好的人要停喝几天。"

"我更倾向于食补。"朱南孙说，吃得好比什么都好。她平常喜欢吃荤，蟹肥之时，一次能吃一整只。"我没有病，当然什么都能吃啦！从来不忌口。"

朱南孙建议，有条件的老年朋友，可以适当地自己做做药膳，如气血虚的人多吃点当归羊肉汤，脾弱的人可以吃点山药。

动若脱兔，静若处子

每次出门诊，朱南孙都会放着电梯不坐，选择爬楼梯。精力充沛的她认为女人动静平衡才健康。作为朱家长女，朱南孙从小就爱好运动，小时候拒绝家人用汽车接送，坚持步行或脚蹬旱冰鞋上学。年轻时，她喜欢打篮球、棒球，还喜欢唱戏、跳舞、吹口琴。直到前几年，单位组织赴外地旅游、唱KTV，朱南孙都会积极参与，和年轻人玩在一起。

安静下来时，朱南孙又成了大家闺秀，手捧着书独自待上一下午。

学会自我排解

朱南孙说，养生首先要养心，想得开，放得下。朱南孙的丈夫1958年被错误打成右派，下放到福建接受劳动教养，当时家里儿女都还年幼，但她乐观地把日子过了下来，"无论遇到多么险恶的环境都要能正确对待、自我排解，才能长寿"。

肿瘤专家的保健两招

中国工程院院士孙燕，是著名的临床肿瘤专家，现任国家药品（抗肿瘤）临床研究中心主任、协和医科大学教授，兼任亚洲临床肿瘤学会和中国癌症基金会副主席。

像车检一样体检

孙燕常说："你有一辆车，一天开不了几小时，但是每年必须送去年检，没有年检证明的车不能上路。"我们的脏器辛辛苦苦为我们"工作"一年，每年都应好好检查。体检能看出你的健康状态，还能查出早期癌症和癌前病变。

一年都不生一回气

孙燕表示，过度紧张在医学里有一个"应激说"，长期应激以后，人体的免疫功能就会下降。自身防卫没了，你把你的"警察"都撤了，当然"坏人"

就容易乘虚而入。

孙燕笑称，他一年都不生一回气。一有机会，他就和夫人去公园赏花、拍照。他还喜欢练习书法、读书、听音乐，这些爱好能让他心境平和。

名人养生

国学大师楼宇烈谈 "三理养生"

国学大师除了才学上的极高造诣，不少人在养生保健方面也很有心得。请看 82 岁国学大师楼宇烈的养生智慧。

养生关键是 "循天道"

楼宇烈是北京大学哲学系教授、北京大学宗教研究院名誉院长，长期从事宗教、国学和昆曲等研究，是中国传统文化的弘扬者、实践者。如今，82 岁的楼宇烈连续讲课四五个小时仍精神十足。

"养生最关键的是顺应自然。"楼宇烈认为，"很多人靠食补、药补养生，都是没抓到中医养生的精髓。"他说，如果身体不缺，这样补容易导致营养过剩，对青少年儿童、老年人的伤害更大。个人情况不同，一定要按自己的实际情况 "循天道"。

中医养生有 "三理"

楼宇烈表示，中医养生有 "三理"，他还提出了自己的 "三理养生" 理念，即生理养生、心理养生、哲理养生。楼宇烈称，生理养生是第一层面。首先要 "动静适度"。除跑步、游泳等看得见的动，也可选择内在的动，如静坐、坐禅等。其次是 "食养"，关键在 "节制" 二字，养好脾胃就能防很多病。最后要 "起居有常"，生活规律，少熬夜。

心理养生是第二层面，有两个重点，一是调节好情绪，二是调适好七情六欲。大喜大悲都伤身，不能过度。按中医理论，如果一个人能保持平和心境，真气就能存于内，各种外邪便无法乘虚而入。正所谓 "仁者寿"。

哲理养生是第三层面。它是更高层次的养生，涉及人生观、世界观。明末清初著名思想家王夫之就提出了一些哲理方面的养生说法，叫 "六然" "四看"。"六然" 指自处超然、处人蔼然、无事澄然、处事断然、得意淡然、失意泰然；"四看" 指大事难事看担当，逆境顺境看襟怀，临喜临怒看涵养，群行群止看见识。

48字总结养生秘籍

楼宇烈说，自己没有专门的养生时间，而是力求简单。总结起来，生理养生有十六字，即"拍拍打打，蹲蹲起起，扭扭捏捏，溜溜达达"。"嘻嘻哈哈，大大咧咧，松松垮垮，从从容容"是他的十六字心理养生经，就是凡事告诉自己放松精神，遇事不慌，从容地为人处世。此外，他还有"法无定法，因人而异，理有常理，顺其自然"的十六字哲理养生，核心就是别太执着，世间事千奇百怪，放下执念，顺其自然就好。

九旬老戏骨健身又净心

不久前，一部反映新农村建设的电视剧《龙门村的故事》播映。在剧中饰演老村长杨传宝的是年逾九旬的老戏骨田成仁。不少观众惊叹，这把年纪还能精神矍铄地演戏，真是超乎想象。而一些了解田成仁的人则说："这都是他常年坚持锻炼、注重养生的结果！"

注重修养　心里"干净"

"做人心里一定要干净，心不净，必生病。"说起自己的养生经验，田成仁津津乐道，"这个'干净'就是要注重道德修养，以一种真诚的、高尚的情操面对工作，面对生活，面对世间一切事情。"田成仁表示，一个人心里"干净"，就会待人宽容友善，处世豁达开朗，赢得大家的好感和信任，形成良好的人际关系，人生活在这样温暖、和谐的气氛中，必然轻松愉快、心旷神怡，自然就健康长寿！

几十年来，田成仁就是这样，时刻保持心里"干净"，在圈里圈外是出了名的大好人。

创健身操　进行锻炼

除了"净心"，田成仁还很注重健身。在热播剧《红梅花开》中，观众看到他扮演的军队离休干部周政委在每天晨练时常做搓手、捏耳、挠头、踢腿动作，其实这些具体动作不是导演设计的，而是田成仁根据剧情需要融进的一套自创健身操。"做演员的常年东奔西跑，生活没有规律，很难找出整段时间锻炼，所以我设计了这么一套操进行锻炼，简便、易行，随时随地都能做，只要坚持就行。"

田成仁认为：搓手（掌心相对，保持均匀节奏前后摩擦）有利于末梢神经的血液循环；耳朵经络丰富，中医养生有"五脏六腑、十二经脉有络于耳"之说，经常揉捏耳朵，对老年人全身都有好处，还可以防止耳背；挠头可以刺激大脑皮层细胞的活动，有利于健脑、增强记忆力；踢腿则是活动腰腿，防止腿脚机能退化。

"一个演员如果脑子记不住台词、耳朵听不清对话、腿脚跟不上角色的动作，那还能演戏吗？"田成仁表示。

生活规律　骑车遛弯

平日不拍戏在家的时候，田成仁很注重规律生活。他每天早晨 6 点前起床，做自己那套健身操，风雨无阻，然后读读书看看报。中午小睡一会儿，养精蓄锐。午睡后则骑自行车在家附近遛一个小时的弯儿。他说上车时既要快速推车滑行，又要赶紧提胯伸腿，行进中还要眼观六路、耳听八方，对全身都是一种很好的锻炼，不仅能促进各部位的灵敏协调，还能防止身体发胖。晚上如果没有什么特殊情况，10 点左右准时休息。

天天玩电脑游戏的九旬豫剧大师

马金凤是国宝级豫剧大师，如今年逾九旬的她依然眼不花、耳不聋，说起"手眼身法步"，她眉目顾盼，瞬间生情。谈到养生之道，马金凤说："养生很重要，这是一种生命之道、长寿之道。我的实践体会就是——人不能闲着。"

平和养生：多想好事，学会排解

宠辱不惊，随遇而安。在马金凤看来，在养生中，精神上的修炼是第一位的。人生不可能事事顺心、处处如意。不如意事常会发生，人要理性对待它们，保持平和的心态，要放得下，不钻牛角尖，不斤斤计较，这对保持身体健康很重要。

遇到不开心的事，该怎么排解？马金凤说："啥时候你遇见不高兴的事了，你就光想你那高兴的事，排除它。对演员来说，你到舞台上，你都是高兴的，你不能想起那些不高兴的事。在舞台上表演，你一不高兴，别人就看出来了。"

人要常做好事，这也是马金凤的人生哲理。她说，常做好事，心里坦然，心情舒畅，免疫力提升，自然有益健康。每年她都要随团到各地演出，场次在100场以上，有的还是属于公益性的慰问演出。

运动健身：勤锻炼手眼身法步

"人不能闲着，闲着容易血脉不畅，多动手脚，多动身体，能使经络畅通。"每天练功是马金凤的必修课，已坚持了数十年，即便94岁高龄，她也坚持着，不放弃。

"早晨起来，我都要到外边练练嗓子。"马金凤说，"嗓子是我的武器，是我艺术生命的所在，护好嗓子至关重要。"为了保护好嗓子，她不吸烟、不喝酒，甚至鸡鸭鱼肉都不吃，仅吃一些绿色蔬菜、豆制品和面汤。而今她已94岁，嗓子仍如此清脆洪亮，与她长年养成的良好饮食习惯不无关系。

"虽然现在不登台了，但作为一个演员，我每天都要练。"马金凤说，"你不能光手动而脸不动、眼不动。手眼身法步是一致的，练功时要一套一套地练。"马金凤每天都要弯弯腰、压压腿，踢打腾跃一番。马金凤说："人的生命就像长河里的水，不断地流动，生命才能永不停歇；经常受阻，不流动，就会成为一潭死水，从而失去生命。"

灵活大脑：爱玩电脑游戏

每天午休起床后，除了和大多数老年人一样看电视和看戏，马金凤还有个她的同龄人不具备的时髦爱好——玩电脑游戏！她一玩就是一个小时。

蜘蛛纸牌、连连看、空当接龙，打开马金凤的电脑，会发现她经常玩的其实就是最基础的电脑游戏。但她玩了好些年都不厌烦："人的脑子是不能不动的，不动就僵。"为了让脑子动，在没有演出任务时，马金凤就用电脑玩游戏。她认为，作为一个演员，身子和脑子都要灵敏，打游戏可以增强这两方面的灵敏性。

94 岁的"中国最美丽女性"

她被周恩来总理赞为"中国最美丽女性",患过 4 次大病,开过 7 次刀,患过脂肪瘤、甲状腺瘤,摘除了胆囊,后被诊断出患有肠癌,一生经历了太多劫难和风雨,如今 94 岁的她依旧美丽如初,她就是秦怡。

秦怡,1922 年 2 月出生于中国上海市,投身电影事业的秦怡一生塑造了多个成功的角色,如《女篮五号》中的林洁,《青春之歌》中的林红,《铁道游击队》中的芳林嫂,《马兰花开》里的马兰。她于 2009 年获得第 18 届金鸡百花电影节终身成就奖。

秦怡的一生充满传奇色彩,她是北宋著名婉约派词人秦观的第 33 世孙,19 岁时就认识周恩来总理,两人很熟悉。她的一生历尽艰辛和磨难:两次婚姻都未能给她带来长久的爱情和幸福,还曾多次身染重病,动过多次手术。

秦怡说:"无论什么情况下,我都尽量保持开朗、乐观。50 岁时,我就设法保持三四十岁时的精神状态;60 岁时,又要努力体现四五十岁的精神状态。一个人只要精神上乐观,就会始终充满青春的活力。"

1966 年的春节,她被查出患了肠癌。术后医生断言秦怡活不长了,但手术后没多久,她就动身赴干校参加劳动,一去就是两年,病情不仅没复发,而且奇迹般地痊愈了。

四川汶川地震后,她先后捐款 20 多万元;青海玉树地震后,她又捐款 3 万元,倾囊相助。秦怡具有中国妇女的传统美德,身处逆境而从不灰心、从不丧志,能够以极大的韧性迎接苦难、克服困难,永远从容不迫。

日本养生家:养生有六法

日本著名养生家西胜造经过 20 多年的酝酿和实践,创造出一套"西氏健康法"。该法在日本流行数十年,依然深受欢迎。现将其最有影响力的"养生六法"介绍给读者。

"养生六法"原则上每天早晚各做 1 次，也可以一天做 3 次。能全部实践"六法"当然最好，选择其中与自己相适应的一种或两三种坚持做也可以，关键是持之以恒。

睡平板床

睡光滑、平直的床，垫被尽可能薄一些。姿势宜仰卧，床板宜平，开始时不适应，逐步就会习惯。此法能增加肺活量，减轻对心脏的压迫。

枕木枕

用半圆形的木头做枕头，半径为无名指的长度。将木枕垫在脖子后面的软部。开始每天只需枕 10～20 分钟（可垫几层毛巾），习惯之后，整晚枕之也能熟睡。此法能增强肌肉张力，防治颈椎病。

金鱼运动

仰卧于平板床上，身体呈一条直线，双脚并拢，脚板尽量往膝盖的方向扳直，双手交叉放在颈下。以这个姿势将身体水平地扭动，像金鱼在游动一样，扭动时两膝不要向上弯曲。每次做 2 分钟，身体状态好的话可做 5 分钟。此法能预防脊柱侧弯，促进胃肠蠕动。

抖动四肢

仰卧，颈下垫枕头。两臂及两腿垂直上举，足底尽量保持水平。保持这个姿势，手足微微抖动。以 2 分钟为基准，做 5 分钟也可。此法对消除疲劳、恢复体力有显著效果。

背腹运动

坐在平板床上，上身挺直，重心落在尾骨上，身体左右摇晃，在不受呼吸影响的前提下，脊柱左右倾斜的同时，腹肌也收缩、松弛交替。以 1 个来回为 1 次，1 分钟 50 次左右，做 10 分钟即可。此法能增强腰背肌的力量，缓解腰痛及椎间盘突出。

合掌合足运动

仰卧，双手在胸前合掌，膝盖弯曲，双足底合拢，像青蛙游泳般做上下往复运动 10 次后，以合掌合足、腿弯曲的姿势静止 2～10 分钟。此法能调节全身，增强骨盆内脏器和腹部脏器的机能。

林科院健康教育专家谈保健养生五要领

中国保健协会理事、中国林业科学研究院（简称林科院）体质养生委员会主任委员、林科院健康教育专家蔡述风，是我国著名的保健养生专家，在中老年养生保健方面具有独特的见解与方法，帮助许多人摆脱了疾病、走向健康。他将自己从事保健养生 37 年来总结得出的一系列简单、实用、有效的养生保健知识与方法，总结成以下保健养生五要领。

要领一：确保在晚上 10 点以前入睡

现代医学证实，人体自身有很强的抵抗疾病和自我修复的功能。依赖药物、滥用药物与错误的医疗方法，往往限制了这种能力的发挥。这种能力要得到充分发挥，必须要有足够的血气能量为基础。要想血气能量好，必须要为身体提供足够的造血时间。晚 9 点到次日凌晨 5 点这段时间是人体淋巴系统、肝脏、胆囊、肺等器官系统免疫排毒、造血的最佳时段，特别是夜里 11 点至次日凌晨 3 点这段时间对营造血气尤其重要。

要领二：每天敲打大腿外侧（胆经）200 下

敲打大腿外侧（胆经）可有效疏通这个部位的寒气，改善胆经的活络，提高胆功能，促进胆汁分泌，从而提高血气能量水平，增强机体自我修复能力，使身体健康。

这对脂肪肝和胆结石的患者也是个简单有效、促进康复的好手法。

操作方法：两手握拳，手心向内从大腿外侧自上而下，间隔一个拳的距离（10 厘米左右）分 4 个点位敲打大腿外侧，到膝关节处止。自上而下每敲打 4

下为 1 次，每天敲打左右大腿各 50 次，即 200 下为一组，最好是早、中、晚各做一组。

以上两个要领每天能坚持做，1～3 个月后，大多数人的身体会感到前所未有的轻松，精神、体力都很充沛，健康就这样简单地得到了。

要领三：早晚各按摩心包经 5～10 分钟

每天早晚按摩昆仑穴（在两脚外踝后方凹陷处）和膻中穴（在两乳连线的中点处）5～10 分钟，然后再依次按摩天池（第四肋间隙，乳头外侧 1 寸）、天泉（上臂掌侧，腋前皱襞上端水平线 2 寸，肱二头肌长、短头之间）、曲泽（肘横纹中，肱二头肌腱尺侧）、内关（腕横纹上 2 寸，掌长肌腱与桡侧腕屈肌腱之间）、劳宫（第二、第三掌骨之间，握拳，中指尖下）、中冲（中指尖端的中央）等穴位（这些穴位的连线就称为心包经）5～10 分钟，这个方法能有效清除心包积液，减轻心脏压迫，使心脏功能正常发挥，更好地将血液输送到身体的各个部位，并将体内堆积的毒素、废物排出体外，从而改善胸闷心悸、呼吸不畅、心律不齐、肩背酸痛、手脚无力等症状，对预防调理改善各种慢性疾病有良好的帮助。

要领四：合理膳食，清除肠道垃圾

世界卫生组织明确指出健康的第一基石是合理膳食，以保证人体所需的均衡营养，因此在饮食上做到粗、细、荤、素合理搭配的基础上，还应保持胃肠的清洁，注重饮食卫生，以确保人体对营养的吸收利用。

要领五：心情愉快，适量运动

在上述四大要领都做到的基础上，保持良好的心理状态，适当做些力所能及的运动，健康长寿将得到进一步的保障，这里关键是要做到心胸宽广，不生气，因为生气是万病之源（易伤肝气，产生毒素）。

作家徐光耀："四不"助长寿

《小兵张嘎》是中国儿童文学经典之作，几十年来，它感动和教育了几代中国人。小兵张嘎的塑造者——著名作家徐光耀在文坛上辛勤笔耕六十余载，现在已是 91 岁的老人，依然身体健康，思维敏捷。他说："我的养生之道就是：一不怕苦，二不怕死，三不靠药，四不逞强。"

徐光耀的"不怕苦"来自他曾经艰苦朴素的生活环境。他不追求奢华的生活，喜欢粗茶淡饭和平民生活的情趣。"不怕死"是说明他活得自在，不像一些人那样整天担心自己的身体。徐光耀这种一不怕苦、二不怕死的坦然心态，是在多年浴血奋战以及坎坷生活中磨炼出来的。徐光耀 13 岁就参加八路军，参加过大大小小 100 多次战斗。第三点"不靠药"，徐光耀主张科学用药，遵医嘱用药。他平日很少吃保健品，每日三餐都是家常便饭。第四点"不逞强"，讲的是徐光耀从不脱离自身的实际情况，强迫自己做超过自身能力的事情。如今，每日早午饭后，徐光耀都会散步半小时，舒展筋骨。徐光耀还喜欢练习书法，他说，书法可使自己年迈的身体气血顺畅，让手臂和腰部肌肉得到适度的运动和锻炼。

百岁农学家：与花草为伴

在位于重庆市沙坪坝南开中学的一座老宅里，世界著名生态农业学家、中国生态农业理论与实践的奠基人叶谦吉教授最近度过了他的 107 岁生日。虽年逾百岁，叶老依然身体硬朗，闲时在前院养花是他颐养天年的最大乐趣。

爱好园艺的叶老称，通过观察植物的生长过程，可以让自己感悟到生命的顽强，从而使身心愉悦，树立对生活的信心。

学练智能气功，祛病强身

叶教授从事教学科研几十年，积劳成疾，患有腰椎骨质增生、椎间盘突出、口腔溃疡等疾病。他的腰椎病久治不愈，医生给他提出三条守则：一不能单独行动，外出要有人陪护；二不能弯腰，钱包落地上也不要去捡；三不能摔跤，若摔跤造成骨折，就有瘫痪的危险。叶教授没有消极地听从医生的意见，而是以坚强的意志同疾病做斗争。1992年重庆智能气功研究会在市一中开办康复班，他同老伴一起参加了学习，并认真阅读智能气功教材，之后他一直坚持练气功。不久，腰椎病、口腔溃疡等病痊愈。现在他不仅能单独出门行走，而且能到农村翻山越岭进行考察。他的学生说，经常看到叶教授上午一连工作几个小时，中午练练功，下午又继续工作几个小时，精力很充沛。

为事业奋斗，永葆青春

叶教授在青壮年时为教育救国艰苦奋斗了20多年；新中国成立后，他又为科教兴国奋战了近半个世纪，成绩卓著。但他并不满足已有的成绩，从没停止过为事业奋斗的雄心和前进的步伐。"文化大革命"一开始，他就受到极"左"思想的冲击被剥夺了站讲台的权利。对此他无怨无悔，以大无畏的精神，立即投入科学研究、著书立说的战斗。他说，他不想老，不说老，一心想着为事业奋斗。

淡泊名利，生活俭朴

叶教授早年立志不做官、不谋财，要为教育救国站讲台。他是南开大学高才生，毕业后留校任教。当时天津一位金融巨头看中他的才干，以高薪聘他任某农行经理，他谢绝了。为寻找教育救国之路，20世纪30年代初，他以优异的成绩考取公费赴美留学，分别在康奈尔大学和哈佛大学学习深造，学业优异。美国人留他任职、莫斯科中山大学聘他任该校农业统计学教授，他都谢绝了，毅然回国参加抗日救亡运动。回国后，当时的国民政府要他到农林部任职，并许以高官，他不干，还是回学校当了老师。至今，他已在教育战线上奋斗几十年，教书育人、著书立说，成绩卓著，享誉中外。

叶教授日常生活十分俭朴。按规定他早就该住进教授楼，因公外出应坐小轿车，可他至今仍同老伴住在简陋的教师宿舍内，与花草为伴。叶教授的一生，不为高官厚禄动摇他为国为民奋斗的志向，不被荣辱左右他的情绪，始终胸怀坦荡、怡然自乐，保持中和之气。"正气存内，邪不可干"是叶教授健康长寿的根本原因。

老艺术家于洋：劳逸结合　不畏衰老

主演了《英雄虎胆》《青春之歌》，导演了《戴手铐的旅客》《大海在呼唤》等电影的老艺术家于洋在中国百年电影史上留下了浓墨重彩的一笔。而今 86 岁高龄的于洋虽已满头银丝，但身板依旧硬朗，常参加一些与电影相关的活动。他说："人生是一座天平，一头是劳，一头是逸，只有注意调节，才能确保健康。"于洋在生活中很注意劳逸结合，有时太累了，就会主动休息一段时间；太闲了，就参加一些活动，活络筋骨。

钓鱼是于洋的一大爱好。他刚开始垂钓时，常常空手而归。经过不断与朋友们切磋，他终于摸到了不少门道，技艺渐长。于洋认为，钓鱼是静养功，能调理体内气血，陶冶情操，对预防与治疗一些慢性疾病很有帮助。"久居城市的人，能主动投身到大自然中去，甩上几竿，是一种积极的休息方式。"

虽已高龄，但于洋不畏老、不服老，在生活的道路上依然充满了自信和豪气。他写过这样一首诗："春天后面不是秋，何必为年龄发愁？只要在秋霜里结好果实，又何必在春花面前害羞。"

昆曲名家的养生五句话

著名昆曲表演艺术家蔡正仁 75 岁高龄还登上了北京卫视《传承者》的舞台，演唱《牡丹亭》，其深厚的表演功力，让观众颇为赞叹。年近八旬还活跃在舞台上，时光仿佛在他身上定格了，这与他多年来注重养生、坚持锻炼及保持健康的生活习惯是分不开的。

在谈到自己的养生心得时，蔡正仁介绍："我的健康知识大多来自求医和阅读书报，这方面知识懂得越多，掌握得越全面越透彻，人生就会越主动，就会少得病、不得病；即便有了病，也会掌控得较好。有五句话是我铭记于心的养生秘诀。"

最好的医生是自己

蔡正仁说："我刚患糖尿病时，自己很害怕，觉得这也不能吃，那也不能吃，怕发生并发症。后来通过求医以及阅读有关医疗书籍报刊，了解掌握了糖尿病的发病原因、症状及治疗方法，于是有的放矢地进行治疗，使它得到较好地控制。"

最好的药物是时间

蔡正仁认为，任何疾病发现得越早，采取的措施越快，治疗效果就越好。如初患高血压，一般每天一片药，服用三个月至半年就好了。费用少，还不发生并发症。所以说时间是最好的药物，时间就是生命。蔡正仁建议："每个人除了每年体检一次，平时有任何病痛都要抓紧时间去医院看，对疾病做到治早、治小、治了，切勿贻误时间。"

最好的态度是自信

"有了疾病就惊慌失措、萎靡不振，或者到处乱投医，这样反而会加重病情。"蔡正仁回忆，"我患病后，照样工作，不背包袱，积极治疗，由于树立了自信心，反倒有利于康复。"

最好的运动是步行

蔡正仁坚持走路锻炼，平时在小区里走上几圈。凡是在附近办事，一般不坐车，走着去。乘地铁的时候，上下电梯拥挤，他会改走楼梯。另外他每天用背撞墙300下，坚持了4年之久，颇有成效。他说："这种撞墙法是央视《中华医药》节目介绍的一种健身法，它通过刺激穴道，疏通经络，活血化瘀，从而达到强身健体的作用。"

最好的习惯是饮茶

蔡正仁喜欢喝茶，尤爱喝龙井茶。外出时常把茶叶、茶具带在身边，走到哪里喝到哪里，这个习惯已坚持了 30 年。他说："茶中含有茶多酚、咖啡因、脂多糖、茶氨酸等成分，不仅有提神清心、清热解暑、去腻减肥、生津止渴、降火明目的作用，对抗癌也有一定功效。"

老专家三招打败中风

78 岁的董先生曾是湖南省地质矿产方面的专家，70 岁那年由于中风曾一度瘫痪在床，从那时起他开始注重养生。8 年来，靠着自己坚持养生，董先生慢慢将身体调理过来，不仅行走自如，中风也没再复发。他分享了自己坚持了 8 年的养生秘诀。

洋葱泡红酒降糖明目

8 年前，除了中风，董先生还被查出患糖尿病，在医生推荐下，他开始服用洋葱泡红酒。董先生称："8 年来效果很好，血糖一直很稳定，这与我每天坚持服用洋葱泡红酒分不开。另外，我的视力比 8 年前好了很多，还摘掉了老花镜。"

董先生介绍，洋葱泡红酒的做法很简单：准备一瓶 750 毫升的红酒，洋葱 3 个，一个宽口玻璃瓶当作盛放器皿。先将红酒倒入玻璃瓶中，然后将洋葱切成细片，全部放入玻璃瓶，洋葱要完全浸泡在红酒中，随后将玻璃瓶放在冰箱冷藏，7 天左右即可食用。董先生说，7 天之后可以将洋葱和红酒分开放置，每天喝约 20 毫升红酒，吃五六片洋葱，坚持服用，降糖和明目的效果很明显。

中医药方治疗中风

患病后，董先生曾四处寻医问药。从一位老中医那里，他打听到一剂药方，并坚持吃了 8 年。董先生说："中风最严重时，我半边身体不能动，只能躺在床上。靠着这个药方，我才慢慢恢复过来。如今行动自如，再也没有复发过，同一个院子里的老伙伴们如今都在吃。"

董先生给我们介绍了这个药方的成分：三七粉、天麻各 150 克，葛根饮片、胖大海、决明子、水蛭、鸡内金、地龙、西洋参各 50 克，山楂 20 克，丹参 100 克。将所有药材打成粉末，每次服 5 克，每天 2 次，温水冲服，一剂药可吃一月余。（各人情况不同，药方请咨询医生后遵医嘱使用）

对症下"药"泡脚有方

中风后，董先生还坚持每天泡脚，在董先生看来，泡脚也大有讲究。"首先是姿势，我有一个泡脚专用椅，坐上去后，膝盖刚好与椅子持平，脚掌很自然地踩在桶里。其次是温度，水温要保持在 40 摄氏度到 45 摄氏度之间，泡脚时我会在旁边烧一壶开水，水温降低时，就加一些开水，让温度一直保持住，每次泡脚时间半个小时左右。最后是用料，泡脚养生当然不能光用开水，平日里我会加一些红景天和藏红花，有助于活血，疏通经络；到了冬天或者碰上感冒时，我会在桶里放入生姜，用于驱寒保暖、治疗感冒；偶尔走多了路，我还会用醋来泡脚，缓解疲劳，放松身体。"

男高音歌唱家的养生十七字

央视《中国民歌大会》节目中，男高音歌剧演员、国家一级演员李光曦作为节目重量级嘉宾参与了节目录制。87 岁的他仍坚持参加演出，听、说、看及反应能力都很好，他有什么保健秘诀吗？在养生保健上，李光曦总结了十七个字的口诀，"觉睡足，屎拉尽，多运动，少生气，争取有点用"。

借鉴马寅初保健秘诀

李光曦以一首《祝酒歌》风靡神州大地，被誉为"歌坛常青树""歌剧王子"。如今，耄耋之年的李光曦仍能精力旺盛地出现在舞台之上。李光曦说，他是借鉴了著名经济学家，也是百岁老人的马寅初的保健秘诀，保证睡眠充足为身体"充电"，保持排泄通畅为身体排毒。

"觉一定要睡足，良好的睡眠可以消除疲劳，恢复体力。"李光曦强调，"高质量的睡眠可以增强免疫力，使机体恢复，延缓衰老，促进长寿。"

"排便千万要排干净。"李光曦介绍，"每天清晨起床后，我都会定时排便，不仅感到神清气爽，痛快淋漓，还有利于血液循环，有防止血栓形成的作用。"

热爱运动规律锻炼

"运动是保持身体健康的重要因素。"李光曦说，"长期坚持适度适宜适量的运动，可以使人青春常在，精神焕发，充满活力。"李光曦现在仍然坚持锻炼。一是甩手。保持半蹲，用力将双手前后大幅度甩动100～200次。半蹲能锻炼腿部肌肉。李光曦表示，俗话说，人老腿先老，腿部肌肉结实，膝盖就不容易受伤。甩手的动作能让肌体和全部内脏都得到活动。二是俯卧撑。他说，这很适合男性，主要锻炼胸大肌、腹肌和臂力。

谈到今日的健康，李光曦十分感谢夫人王紫薇，在日常锻炼中，他们总是夫妻相伴而行。王紫薇一有时间就陪李光曦散步，无论去多远的地方，他们坚持不坐车。直到今天，他们每星期都骑自行车到游泳馆游泳。为了让李光曦多游些时间，王紫薇每次都与李光曦比赛，看谁游的时间长。

心态平和少生气

李光曦介绍，自己平时很少生气，保持平和的心态对身体健康至关重要，平和心态可以潜移默化地促进血液循环，提高自身综合免疫力，增强体能，提升健康水平。

李光曦懂得排遣忧虑，对荣誉和名利淡然处之。他说："有的人一生默默无闻，甘于奉献，踏踏实实地工作，豁达愉快地生活，收入不高但身体结实，条件一般却无疾长寿。"

"人还要争取有点用，就是要做有用的人，对社会有价值。这样才能活得充实，滋养自己的精神和思想。"李光曦说，"一个人要有良好品德，尽量多为社会做贡献。"

生活中，李光曦很少喝饮料，基本不喝酒。爱吃粗粮，除蔬菜、水果外，常吃豆类、薯类、大蒜、蜂蜜，尽量少吃药，不吃补药。

永葆年轻心态的"老鲜肉"

在深圳市第十三届中老年歌手大赛总决赛现场，著名男中音歌唱家杨洪基助阵献唱，一首经典曲目《滚滚长江东逝水》让现场的观众热血沸腾。只见他腰板挺直，完全不像年过七旬的老人。有人询问他有什么养生秘诀，杨洪基表示，"永葆年轻的心态就是我的养生之道"。

老要做"老鲜肉"

"老年人要永葆年轻的心态，其实我们也可以是'老鲜肉'，萌萌哒！"分享起自己的养生之道，杨洪基滔滔不绝，"你别看我75岁了，可是体力、精力都很旺盛，到海外演出我也不掉队，这就是人的心态的作用。"杨洪基表示，老小孩老小孩，越老就越要像小孩，主动多交一些年轻的朋友，挥一挥"剪刀手"，无形中自己都感觉年轻了许多！

作为国内殿堂级的男中音歌唱家，杨洪基在春晚的舞台上尝试了美声版的《不怕不怕》。之后，他以选手的身份加盟浙江卫视的《掌声响起来》。节目中，杨洪基再次让大家目瞪口呆，他将《滚滚长江东逝水》和当红舞曲《青春修炼手册》混搭得天衣无缝！杨洪基这一系列举动着实在年轻人中火了一把，其微博粉丝数更是突破10万，被多家网络媒体誉为最接地气的"老腕"。

"随心所欲"过好每一天

退休后，杨洪基很愿意跟年轻人在一起，唱歌、聊天、健身……丝毫没觉得自己老了。"我现在就是吃好、喝好、玩好、休息好！有演出就去，没演出就在家写字、健身、玩古董、和朋友聊天。"杨洪基称，"人过了七十，随心所欲不逾矩，虽然没有任何计划，但做的每件事都有利身心，是自然的修为。"

杨洪基特别注重用中国的古文化陶冶自己的情操。他常研读古文诗词，从中领略唐诗宋词元曲的韵味；他喜欢挥毫泼墨，在方尺宣纸间尽情驰骋自己的思绪；他还喜欢收藏，如有时间，他愿意逛古董店，在形态各异、品种繁杂的古物中寻找历史的沧桑。

唱歌是最好的锻炼

杨洪基说，其实唱歌是很好的锻炼方法，唱歌能让人气血通畅。前两年他认识了一个业余老年合唱团的团员，"她刚来时坐着轮椅，无精打采的。唱了两年歌以后，轮椅不坐了，人也精神多了，这都是气血通了的缘故"。

生活中，杨洪基烟酒不沾，过日子崇尚简单。他是大连人，爱吃点鱼虾，但以清淡可口为佳，从不下馆子吃饭，宁愿在家喝点粥，吃点馒头。多年来，杨洪基有个好习惯，"每顿饭只吃八分饱，从不暴饮暴食，无论饭菜多好吃，也不贪恋，且不吃夜宵，即使在外演出，结束后回到房间洗洗就睡，绝不超过夜里十一点"。

于蓝心中不留烦恼

著名表演艺术家于蓝是电影《烈火中永生》中江姐的扮演者、中国儿童电影制片厂首任厂长，也是著名导演田壮壮的妈妈。2016 年，于蓝已经 95 岁高龄，除了行动略微不便，依然精神矍铄，讲话底气十足，思维清晰敏捷。

1978 年，于蓝患了乳腺癌。手术后，无论冬夏忙闲，她始终坚持锻炼。运动养生是于蓝生活中必不可少的一部分。她每天早上六点准时醒来后就坐在床上敲打身体、按摩身体关节，这是她自己摸索出的一套"活动体操"，对颈椎、腰部和腿部有很好的锻炼效果。她坚持每天写字、画画，在写画中手脑并用，能防止大脑衰老。晚饭后，泡脚、看电视，九点半就寝。每个月会参加一两次聚会，和老朋友或者亲属打打麻将，聊聊天。

日常饮食方面，于蓝遵循的是现代养生理念，每餐只吃八分饱。她说，年老了吃得过多不易消化，会成为身体的负担。饭菜荤素搭配、以清淡为主是于蓝晚年的饮食习惯。

多年来，于蓝养成了阅读的好习惯。她平时看的书大多是历史与现实性较强的书籍，特别是与自己过去的经历有关而自己又不十分清楚的书，于蓝都有兴趣找来读，可开阔视野，丰富生活。

这就是于蓝的晚年生活，简单、朴素、乐观、向上。于蓝多次说："我主要是心态好，没什么发愁的事儿。"

峨眉大师妙法强肾

"长期练习这套功法可以强身健体、延年益寿。我练了十几年，每天两次，如今不仅精气十足，而且力气很大，年轻人掰手腕都掰不过我。这几年我的徒弟和我的几个挚友都在跟我学习，他们也感觉效果很好。"为祛病强身，65 岁的峨眉武术联合总会总教练吴信良创编了"峨眉养生功"，坚持操练十余载，如今身强体健，精气十足。

吴信良 7 岁习武，曾拜过 3 位武术大家为师。50 岁时，一次开车到外面办事，突然觉得天旋地转，差点出车祸。去医院检查后，医生诊断为：颈椎出现骨刺，椎大孔退行性变窄引起了头部供血不足，造成眩晕。医生告诉吴信良，这种器质性的病变是不可能医好的，只能通过吃丹参片软化血管，减轻症状。

自此之后，吴信良开始注重养生。"1983 年到 1986 年间，我曾拜访过上千位峨眉拳师。其中就有影响我一生的武术家彭元植、杨文章、吕紫剑。"他融合这些老拳师的武术和养生心得，创编出了"峨眉养生功"。吴信良说："这套养生气功是数十位峨眉老拳师的养生精髓，通过呼吸吐纳、存思意守、肢体导引等方法来活动肢体、疏通经络、调养神气，从而达到养生强身的目的。"吴信良认为，普通人练习能保持肾精的旺盛，防止衰老，延年益寿。

"峨眉养生功"的招式如下：

1. 预备式。顶头竖项，舌顶上颚，眼帘下垂立正，全身放松。

2. 四水相通空腋归元。左脚横跨一步略宽于肩，脚尖微内扣、膝略弯，两手直臂内旋、空腋、微坐腕、掌心向后下方。呼气，注意力由肚脐、睾丸次第放松下移到会阴穴。一吸一呼为一次，刚开始可做 16 次，慢慢加长至 24 次、36 次，以至更长。

3. 推云拨浪手。双腿微下蹲，两手随吸气缓缓向上，至平胸双掌同时内旋翻，掌心朝外缓缓前推，快伸直时腹腔突然紧张收缩发劲，用"撵气"的方法将废气逼呼出体外，双臂前伸。身体微后仰，双腿撑起，再意存掌指外旋上举，掌心朝上，双手向身体两侧降下，外旋夹肘以掌根领先在胸前合拢，翻掌指朝下，再向体后继续划弧形，如双手在水中拨浪般在体前及侧后划了一个

"8"字，然后背胛骨慢慢后收。

4. 双抱日月。双手微提肘使两掌心斜向上贴于体侧章门穴，两肩胛骨尽量向后靠拢，双掌心向上、指尖朝外向上慢慢举起，双腿随之向上撑起，直至双臂伸直，意想双掌如托起日月。

5. 天地圣水灌涌泉。双臂向内旋双掌放松，转指尖相对，身体微往左侧倾，慢吸气，身体右侧向上拔伸，意念从右脚涌泉穴入，经然谷、太溪、阴谷、横骨、气穴、神封穴顺肾经而上，过肩井穴后顺手三阴经直达右手掌，左手随身体向左侧下沉，小指对脚后跟，大拇指对涌泉，直至手臂轻贴左大腿外侧，意念引导气息由有涨感的左手灌注左脚涌泉穴。此动作左右各重复7次为一遍，总共做3遍。

6. 开手松肩补腰肾。身体转正，右手慢慢向上至头顶，双手指尖相对，臂外旋向两侧仰掌下抹划弧分开，直臂弧形向下至体侧平举时，突然松腕合后八卦，仰头吸气会门、气海俞穴、肾俞穴均拔、合，意念顺双臂内侧向下归于命门。

7. 收式。转双手掌心相对，收颌正头髋关节上翻，腿微曲，吸气，沉肩叠甲起丹田，双掌心自然向下，双掌前伸，重心升高，双腿慢慢撑直，双掌随呼气慢慢下降，直至转贴大腿外侧时转提左脚向右脚靠拢。练完功后，搓热双掌浴面、干梳头、轻拍胸腹和四肢，再散步数分钟。

曾国藩的"养生要言"

曾国藩35岁时总结了一套很经典的"养生要言"。要言共有五则，是这样说的："一阳初动处，万物始生时。不藏怒焉，不宿怨焉。右仁所以养肝也。内而整齐思虑，外而敬慎威仪。泰而不骄，威而不猛。右礼所以养心也。饮食有节，起居有常，做事有恒，容止有定，右信所以养脾也。扩然而大公，物来而顺应。裁之吾心而安，揆之天理而顺。右义所以养肺也。心欲其定，气欲其定，神欲其定，体欲其定。右智所以养肾也。"

简单来说，就是不怒不怨，以仁爱之心待人，就不会伤肝动气，所以"仁"可以养肝；从严待己，以礼待人，不骄不猛，敬慎循礼，便可以涵养心灵，所以"礼"可以养心；起居饮食有规律，行为举止按规则，长此以往，就能做到真实无妄，不欺人、不欺己，处事安详从容，所以"信"可以养脾；大公无私，顺应天理，问心无愧，就能够解除抑郁，宽胸理气，生活轻松清白，所以"义"可以养肺；就像肾是人体"先天之本"一样，"智"乃"仁"之基，用明达的智慧来增强道德理性，就能心定气闲，安神康体，所以"智"可以养肾。

"仁、义、礼、智、信"是我国古代儒家道德观念的"五字箴言"，为儒家"五常"，它集中体现了中华民族的传统美德。将"五常"与人体"五脏"相对应，总结出独到的"养生要言"五则，曾国藩用自己的经验和感悟告诉我们：养生的最高境界是养德。

八旬作曲家：仁者寿自长

84 岁的著名作曲家何占豪的家在上海音乐学院附近，去学院上班时只要步行十多分钟就可抵达。而今他更多的时间是"宅"在家中，看看书，听听音乐，教教学生，在电脑上作作曲。当然，他也参加一些与音乐相关的社会活动。何老年岁已高，但气色很好，身板硬朗，耳聪目明。谈到健康与养生，何老说："主要是我的心态比较好。前进路上风风雨雨，有惊涛骇浪，也有鲜花桂冠，我总能保持平和的心态，做到得志时不猖狂、不张扬，失志时不颓废、不失落。"

何占豪是我国著名作曲家，他创作或改编了100多首作品。他最卓越的成就就是与陈钢一起创作了小提琴协奏曲《梁山伯与祝英台》（简称《梁祝》）。这首曲子优美动听，数十年来久演不衰，好评如潮，轰动海内外。香港曾进行过一次"千年最有影响的10部音乐作品"民意调查，贝多芬、柴可夫斯基的作品与《梁祝》榜上有名。有位学者感叹道："哪里有太阳，哪里就有中国人。哪里有中国人，哪里就有《梁祝》！"

何占豪认为，心悦而身健。人生开心最重要，它胜过吃百帖补药。而今的开心事很多，如音乐新歌新剧层出不穷，喜事连连；"上音"不断发展，后继有人；家庭几代人同堂，和睦幸福。在生活中我们要多往好的地方想，多朝前看，这样心情自然会非常愉悦，从而延缓衰老，增福益寿。

何老又说："人生路上并非一帆风顺，起起伏伏，坎坎坷坷，但只要正确对待，应对得当，就能顺利地跨过这些坎。""文革"中，《梁祝》被指责为"靡靡之音"，何占豪被打成"修正主义文艺黑线人物"，一度下放到"五七干校"喂猪。在牛棚里，他没有悲观，没有怯懦，而是乐观面对。他说相声、讲故事，常常逗得大家破涕而笑。难怪有的同事说，老何是个乐天派，再困难的境遇也难不倒他！

前些年，在香港的一个学生打电话给他说："我在港工作一个月几万元，像您这样大师级的人物，来港工作的话，薪金一定是我的几倍。"但何占豪却笑着回答："这个待遇我不要，我要的是10多亿观众。钱生不带来，死不带去。我与你不也一样很平等吗——一日三餐，每天只睡一张床而已。"

何占豪爱锻炼，每天要花上半小时参加各种体育运动，如散步、做健身操，或者到小区的运动器材区活动一下。他引用唐代医学家孙思邈的话："养性之道，常欲小劳，但莫大疲及强所不能堪耳。"老年人根据自己身体状况，每天从事一些"小劳"，能加快体内新陈代谢，对增强体质、延缓衰老具有一定作用。但不能过度，运动量太大或参加激烈运动对身体是有害的。

在饮食上，何老不偏食，不挑食，每天坚持喝一杯酸奶。他不吸烟，但喝少量黄酒，认为黄酒有活血之功效。他平时不吃补品、保健品，他认为把一日三顿吃好了，人体的营养就够了，药补不如食补。

何占豪说，有的人到处结怨、树敌，心情压抑，结果气愤而死；有的人心胸狭窄，与邻里、朋友总是搞不好关系，一生疙疙瘩瘩，人衰老得很快。因此可以说，处理好人际关系也是个健康问题。处理好人际关系应坚持两条：多交友少结怨；心胸开阔，与人为善。如能做到这两条，则可大大减少人生的各种烦恼、忧愁与不快之事。即便遇上了，也能很快消除龃龉、解开疙瘩，这对身心健康无疑是很有利的，所谓"仁者寿"也就是这个道理。

陆游的高寿与"降气汤"

南宋著名爱国诗人陆游寿长 85 岁。他生逢乱世，一生坎坷，饱经风霜，却得如此高寿，且晚年依然耳聪目明、身轻体健。据说，他的长寿秘诀与一则叫作"降气汤"的药方有关。

陆游早年曾结识一位名叫张山的民间医生。当时张老汉已80多岁，却身体健康，步履矫健。陆游向他请教强身健体的法术，张老汉倒也不隐瞒："香附、姜黄、甘草3味药，研磨成细末，每日早晨空腹用开水冲服三四钱。"张老汉接着又说："这剂汤药叫降气汤。因为人得病大多由于气不下行，身体下虚而上实，方中之药能导气下行，气顺气通则病不生。"陆游深深叩谢了老人，此后就试着服用该药方。后来，陆游又结识了一位名叫王升的武官，见到武官70岁开外，也身健体强，便特别羡慕和好奇，连忙讨教延年益寿的妙方神丹，药方竟与张山老人所说的一模一样。陆游更相信降气汤了，并坚持服用。

这则趣闻读来似有夸大降气汤效果之嫌，但气机理论在养生防病方面的地位却不容忽视。中医认为，"百病皆生于气"，气血是人体脏腑、经络等一切组织器官进行生理活动的物质基础，而气血的生成与运行又有赖于脏腑生理机能的正常。气机调达，气血调畅则身体康健；若气机郁滞，血行不畅而形成气滞血瘀，将会导致疾病的发生而折寿。降气汤其药简单，香附乃理气圣药，具有强心宁心、降压下气、理气解郁等功效；姜黄具有活血行气、通络止痛、抗菌抗炎、解酒护肝等功效；甘草具有补益心脾、润肺祛痰止咳、缓急止痛、清热解毒、调和诸药等功效。三者合用共奏疏通气血、解郁理气之功。香附、姜黄、甘草这三味药的比例为2∶1∶1，即香附6克，姜黄、甘草各3克。

本方适用于因长期心情不好，精神压力大，导致气滞血瘀，体内本有滞浊之气者，但行气之品易耗气伤阴，故阴虚血热、气血虚弱者、胃不好和肝脏有病的人要慎用。

周有光的"三不"养生法

2018年1月14日，我国著名语言学家周有光去世，享年112岁。周有光先生1906年出生，早年专攻经济。近50岁时"半路出家"，参与设计汉语拼音方案，被誉为"汉语拼音之父"。

80岁的时候，周老决定让生命重新开始。把80岁当作0岁，由此递加计算年龄。92 岁那年春节，他收到一份贺卡，上面写着：祝贺 12 岁的老爷爷新春快乐！

97 岁时，周老去体检，医生以为病例写错了年龄，给他改成了 79 岁。周老说："医生问我怎么这样健康，我说这要问医生啊。"后来，周有光细细想了一下，总结了几条经验：

1. 不吸烟，不好酒，只喝一点啤酒。

2. 宴会上不随便吃东西。以前他在上海时，有一位医生顾问告诉他，大多数人不是饿死而是吃死的，乱吃东西不利于健康，吃还是要吃家常便饭。

3. 平时讲究卫生，天天洗澡洗头。

4. 乐观，从坏事情里也能看到好事情。

5. 晚上十点左右睡觉，早上七八点起床。中午还要睡一下，生活比较有规律。

周老一直坚持他的"三不主义"：一不立遗嘱，二不过生日，三不过年节。日常生活越来越简单，生活需要也越来越少。

饮食上，他不吃油煎肉类，主要吃鸡蛋、青菜、牛奶、豆腐四样。但是牛奶和鸡蛋都不多吃，比如鸡蛋一天只吃一个。上午、下午各喝一杯红茶。穿衣服也简单，别人送的漂亮衣服没有机会穿，因为他不怎么出门，穿出来也觉得不自由。喜欢小房间，有利于听觉。

靳羽西的养生之道

著名主持人靳羽西年已古稀，依然每天忙忙碌碌，工作日程安排得满满的，没有丝毫倦意。看到她依然那样美丽、高贵，许多人会问她永葆青春的秘诀是什么，靳羽西说，好的心态是第一位的。良好的心境会激发人的潜能，使自己的工作更有计划和条理，获得更好的效果，生活也更睿智，安排得体，充满了欢乐和幸福。

靳羽西把体育锻炼视作是人生的必修课。她每天都要做 20 分钟的有氧健身操，或者到运动器材上活动一下。她说："生命在于运动。青春的活力在于运动。而今我老了，还能充满生机和活力，这是运动带来的。"她还说，体育锻炼不一定要运动量很大，合理是最好的，关键是要长期坚持，日积月累才能出效果，三天打鱼两天晒网，效果差也！

靳羽西很懂得人生调节。她说："人生不可能长期在劳累中生活，一定要注意调节，做到劳逸适度，一张一弛，这样生命之水才能长流不息。在中国各地或国外奔波了一阵子后，我就会歇下来，或者不出门睡上几天，或者听听音乐散散步，莳弄花草，轻闲一段时间，或者到咖啡馆与人叙叙旧等。这种轻松的休闲生活能迅速助人消除疲劳感，让人进入正常的运转状态。不懂得休闲，不懂得调节的人，是要染病的，甚至可能积劳成疾造成短命。"

在饮食上，靳羽西坚持"减量、清淡、混吃"原则。减量：每餐不过饱，少吃几口。清淡：早餐是简单的白米粥和咸菜；午餐和晚餐也尽量不放油或少放油；不吃含糖分高的食品，坚持用蜂蜜代替白糖。混吃：细粮和粗粮轮着吃，适当多吃些富含膳食纤维的粗粮，有利于肠道排毒、抗衰老和抗癌。

靳羽西喜欢喝一种自己特制的茶，这种茶被她称为"羽西茶"。茶中有 20 克白菊花（有清热明目的作用）、10 克甘草（有清喉润肺之效）、30 克普洱茶（可降血脂、助消化）、30 克枸杞子（能补肾提高免疫力）。靳羽西家族有比较严重的卒中病史，导致卒中的主要原因之一就是高血脂，而喝普洱茶有降血脂的效果，常喝能起到预防卒中的作用。

耄耋院士保持年轻活力的秘诀

我国著名病毒学家、中国科学院院士曾毅有过两回被海关怀疑的"不良记录"。在机场海关，工作人员拿着他的护照看来看去，一脸狐疑。原来，出生于 1929 年的曾毅院士从相貌到体力、精力、思维、语言都与他的实际年龄严重不符。作为院士，每天的日常工作非常忙，那么，他保持年轻活力的秘诀到底是什么？

一有机会就走路

什么是最好的运动？曾毅认为，走路是世界上最好的运动。因为人类花了一百万年，从猿到人，整个人的身体结构就是为步行设计的。

曾毅每天要做大量的实验室研究工作，体育锻炼对他来说实在是太奢侈了，根本就没时间。曾毅院士觉得，在自己的生活中，多走路基本上是他唯一有时间而且能坚持下来的健身方法。做实验时，经常要在实验室里走来走去，这也算是一种体育锻炼。平时只要有机会，他能不坐车就不坐车，尽量多走路。每天晚饭后如果没什么事，也会用散步的方式，消消食，活动活动筋骨。另外，每天上下班骑自行车，三个地点，四个来回，也就全当锻炼了。

保证五六个小时的高质量睡眠

曾毅院士晚上很晚睡觉，早上六点半就起床忙碌，周末也很少休息，每天的睡眠时间不过五六个小时，但依旧精力充沛。他把这归结于自己的睡眠质量比较高，每天就算晚些睡觉，也要保证自己有五六个小时的高质量睡眠。

保护睡眠就是保护健康。睡眠不好会直接导致血压升高，导致冠心病、脑中风、心肌梗死、心律失常、心力衰竭、心理障碍甚至猝死。很多老人晚上睡不着，好不容易熬到早上睡着了，这时候又要起来了，心情很烦躁，长此以往，身体自然好不了。曾院士推荐两个安眠食疗方：睡觉前饮用酸枣仁或决明子泡的水，助神安眠；还可以用冰糖或者蜂蜜炖红枣、龙眼肉，也能补气安神。

十几年来血糖控制良好

曾毅院士看起来身体很好，但其实他已经有十几年的糖尿病史了。他的控糖经验是"战略上藐视敌人，战术上重视敌人"，他说，在生活上多加注意，控制好饮食，经常监测血糖，坚持服药，糖尿病其实并不可怕。他自称是个懂得自我约束和管理的"模范糖尿病人"。

很多人得了糖尿病就感觉仿佛到了世界末日，其实大可不必。人的生理寿命应该是 120 岁，而目前我国Ⅰ型糖尿病病人（由于免疫系统发育不良或免疫应激引发的糖尿病）的平均寿命约为一般人群的 80%，Ⅱ型糖尿病病人的平均寿命约为一般人群的 90%。因此，即便是得了糖尿病，好好保养和预防并发症的话，也能活到百岁。得了糖尿病，需要心理调整，正确对待糖尿病。需要心理调整的有这么两个极端：一个是满不在乎，不当回事；另一个是特别紧张、心情焦虑，这两个极端都要避免，心态正常去应对，否则对抗糖尿病肯定不成功。

乐观才是最大秘诀

乐观是曾毅多年来保持旺盛工作精力的最大秘诀，也堪称是健康长寿的秘诀。他总结说："把名利看得很淡，用乐观的态度面对困难，遇到不愉快的事情尽量想开点，每天都开开心心的。这就是健康长寿的秘诀。"

为了有更多的时间做研究，曾毅院士尽量减少开会、讲学。在外人眼里，一个目标实现后又有下一个，那压力得多大呀。可曾毅院士却说："我把身心投入到里面，每天忙碌工作，乐在其中，觉得有所得也就不觉得有压力，本身就很放松啊。"

"每个人的情况不同，放松的方式也不一样。工作就是适合我的放松方式。"曾毅说，只要你心态好按时服药，就算有高血压、糖尿病或冠心病都不要紧，一样可以活到九十多岁；相反没有高血压、冠心病、糖尿病，可心态不好，爱着急、爱生气，也一样不会长寿。

百岁国学泰斗：养生重在修心

已故国学界泰斗饶宗颐蜚声海外，演绎了一个将近百年的文化传奇。当今世界，能集经学、佛学、史学、考古、文学、书画、音律、梵语于一身而扬名海内外，堪称"大师中的大师"者，唯有饶宗颐。除了学问，其长寿养生秘籍也值得我们借鉴。

饶宗颐养生重在修心。他居住在香港时，步履稳健、耳聪目明、精神矍铄。每每有人问及养生之道，饶宗颐仅一句话："坐在葫芦里。"问者相互猜测，难道这个"葫芦"就是"葫芦卖药——猜不透"的意思？饶宗颐摇摇头，笑着说："是元代诗人的一句话，'一壶天地小于瓜'。"清静达观，身心愉悦，自然长寿。饶宗颐还说："我对自己的身体很珍重！珍重，就是做学问时，我完全投入，疲倦了，我会停止；吃东西时，饱了就马上停止，克制自己。自14岁起，我学'因是子静坐法'，我早上会沐浴和静坐，然后散步，晚上9时必宽衣就寝。"这样，既抒发了胸怀，也锻炼了体魄。

饶宗颐在治学中时刻践行着"读万卷书，行万里路"。他的足迹遍及世界各地，并在其中获得了乐趣。饶宗颐曾说："行游天下最大的乐趣，就是我从书本上得知的东西，在所到的那个地方做了亲自的验证。"饶宗颐会满意地说"原来如此"，或者是又受到新的启发，产生了新的疑问，回来后，就继续查书、研究，追寻问题的结论。可能因为他的求知欲太强了，经常忘我地走、忘我地想、忘我地读、忘我地追寻，他觉得这是一种极大的乐趣。

饶宗颐有着开朗的性格。他白发白眉、颜容清癯，却如老顽童般有趣。

饶宗颐淡泊名利，对于各种光环都付诸淡然一笑。钱钟书说他是"旷世奇才"，季羡林说他自己"心目中的大师就是饶宗颐"，金庸说"有了饶宗颐，香港就不是文化沙漠"。而他却说："我的好处是活得长命，龚自珍只活到49岁，王国维先生50岁，以他们50岁的成绩和我90多岁的成绩比较，是不够公平的。但龚自珍也的确'火气'大了一点，要不，可以更长命，成就更大。"饶宗颐宁静的心态，帮他排除掉各种烦恼，保证了内心世界的干净和安定，并将这种"定"用在了做学问上。

饶宗颐很少出门，甚少应酬。他每天清晨四五点醒来，写字、看书、做研究，然后再回去睡个回笼觉；中午在女儿的陪伴下到家附近的一个潮汕餐厅食用午餐；下午要么休息，要么继续看书；晚上很早就睡觉了。阳台外是香港有名的跑马场，一周两次的赛马，饶宗颐常常在躺椅上看，当休闲节目。

饶宗颐身上充分体现着中华文化中的"君子"风骨，他是一位长寿的鸿儒，更是一位快乐的达人。饶宗颐的长寿养生秘诀，给了当代人最好的启示：养生保健的成功与否，关键在于能不能有豁达的心胸。长期保持乐观的心态，身体上必会得到益处。

百岁老作家：四点长寿经

2016年2月1日，四川省作家协会迎春诗论会在四川日报社18楼隆重举行。102岁的四川文坛泰斗马识途主席也来到了会议现场，并用洪亮的声音对参会的四川作家们提出了新的期望。马老在会上还表示："虽然我明年就103岁了，但是明年我还要继续参加这个会。"

2016年，102岁的马识途所著的新书《人物印象——那样的时代、那样的人》即将出版。该书是以鲁迅、巴金、吴宓、夏衍、曹禺、吴祖光、沙汀、周恩来、朱德、贺龙等文坛名家、大知识分子及领导人为题材的一部人物回忆录，这是马老继 2014 年 8 月出版《百岁拾忆》一书之后的又一部力作。该书是马老应三联出版社之邀约而著。全部稿件先由马老亲手所写，再由出版社和工作人员录入电脑，最后再经马老亲自修改而成。

当所有在场的作家和新闻媒体记者们获知此情况后，个个都感到无比惊讶，在纷纷为马老点赞的同时，也想听听马老是如何养生的。马老笑呵呵地告诉大家说："其一是要心态好，不争名夺利，正确对待得失；其二是饮食要恰当，新鲜蔬果、荤素搭配均衡；其三是生活起居要守时，该睡就睡，该起就起；其四是坚持锻炼。只要做好这些，不想长寿都没办法。"马老说到这里，端起茶杯喝了口茶，继续说道："你们看看，现在的我是不是身体健康得很！"

"西方医学之父"的保健术

被誉为"西方医学之父"的古希腊医学家希波克拉底曾发誓：治病不给病人带来痛苦与危害。今天的医学仍然遵循这一原则。这位古希腊医学家的智慧不仅适用于医生，而且对所有人都有益。美国耶鲁大学预防研究中心主席大卫·凯兹说："希波克拉底总结出的一些保健方法，得到了现代科学的验证。"以下 5 个观点就经受住了两千多年的考验。

"走路是最好的药"。希波克拉底注意到，久坐不动的人会变得肌肉松弛，身材发胖，会引起很多疾病；那些走路多的人则更长寿、更健康，所以他给病人开的药方经常是"多走路"。现代研究显示，即使每天只步行 30 分钟，也能降低患上糖尿病、心脏病、骨质疏松和癌症的可能。

"病找什么人"，而不是"人得什么病"。希波克拉底给人看病时，会仔细地检查病人的尿液、粪便、脓和汗液。除此之外，他还会观察他们的性格、居住环境、人际关系、饮食，甚至面部表情，然后才会做出判断。他曾经治疗过很多肥胖症病人，他问病人的第一个问题是他们是否人际关系紧张、工作繁重或缺少睡眠。"如果不纠正这几件事，减肥绝不会成功，应该从整体上医治病人。"他说。

"让食物成为你的药"。希波克拉底注意到，严重肥胖者容易短寿，当人们的饮食以新鲜、素食为主时，他们患病的概率会降低。所以，他通常会建议患者改变饮食习惯。美国心脏病专家乔伊·卡恩说，如果你的饮食以未加工食品、多种颜色的蔬果和少糖为原则，你就可能更健康、更长寿。《英国医药》杂志最近刊文说，2013 年一项超过 7000 人的研究显示，坚持地中海式饮食，也就是以蔬菜、水果、豆类、鱼为主的人，患脑中风、心脏病的概率降低了30％。

"凡事不过度"。希波克拉底认识到，即使是治疗有效的药物，用过量也会对病人有害。今天的研究表明，运动、水、营养、睡眠，如果过了度，都会造成危害。

"有些病不要急于施治"。在古希腊时代，很多江湖医生会给病人采取一些危险、不必要且费用昂贵的治疗措施。但希波克拉底认为，除非医生有把握、确实有效，否则就不应使用。最好的检查手段是时间，如果我们不知道该做什么，那就暂时什么都不做。如果迫不及待地给病人做各种化验、检查，或在未确诊的情况下采取一些治疗，可能对病人有害。例如，初次发现血脂和血压轻度增高的病人，不要急于用药，先改变一下饮食习惯，并且适当运动，也许就能解决问题。

日本百岁女诗人：梦没了就真的老了

柴田丰 92 岁提笔，98 岁出版第一部诗集，一不小心就成了畅销书作家，风头直逼村上春树。她也因此成为全日本最高龄的女诗人。

追求美的脚步永不停歇

她的诗句是这样的："别说什么不幸/有什么好叹气的呢/阳光和微风/从不曾有过偏心/每个人都可以平等地做梦"，"我也有过伤心的事情/但活着真开心/你也别灰心"，"即使是 98 岁/我也还要恋爱/还要做梦/还要想乘上那天边的云"。她的诗是不是很动人？打动人心的，还有她对生活的态度。100 岁时，她还镜子、口红随时带在身边，穿衣服讲究精致的搭配，她说人生才刚刚开始，追求美的脚步就该永不停歇。

生活有过风雨也有晴

柴田丰 1911 年出生在日本一个粮商之家。幼时家富，十几岁时家道中落，她开始做童工养家。父母早逝，结婚又遇人不淑，离婚。

直到 1945 年，她与厨师柴田的第二段婚姻，才是她"最最幸福时代的开始"。但将近一甲子的幸福被 2003 年丈夫的去世打破，柴田丰开始一个人的生活。

老奶奶这样描述这段孤独的日子："我一个人生活着。护理员每周来 6 天，64 岁的独子健一每周来 1 天。老实说，每当护理员、儿子要回去时，我就感到无比的孤单、无比的凄凉。"但她对自己说，"坚强一些，再坚强一些，不要灰心，不要气馁。"

2003 年，92 岁的柴田丰扭伤了腰，不能跳舞了，生活好像失去了乐趣，于是儿子鼓励她写诗。她开始给日本《产经新闻》"朝之诗"投稿。诗句一行约 10 个字，篇幅一般都在 14 行以内，讲讲日常生活、小小感悟，和儿媳聊天，和风儿相处，等等，语言浅显却不失诗歌的优雅。

柴田丰的诗作充满爱、梦想和希望，一度成为报纸销量的保证，并在电台播放，让在路上辛苦奔波的人们感到温暖。

梦没了就真的老了

2009 年，柴田奶奶的诗被集结成诗集《请不要灰心呀》出版，翌年再版成为日本第一畅销书，10 个月售出 150 万册。当时的日本，再有名的诗人出诗集印数也只有几千册。

2011 年，柴田丰第二部诗集《百岁》出版，50 万的销量，是她送给自己的 100 岁礼物。

日本大地震后，NHK 电视台邀请她到电视上朗诵她的诗。她欣然接受邀约，用真挚的诗句，抚慰人们心中的创伤。

诗的灵感从哪里来？柴田丰说，灵感是在夜里躺在床上或看电视时产生，再用铅笔写下来，星期六儿子来，就给儿子看。每首小诗，她都会一边大声朗读一边修改。

柴田丰说："不要说现实太残酷，是你自己总被现实牵着跑。什么是老了？

梦没了，你就真的老了。"

2013 年 1 月 20 日，柴田丰以 102 岁高龄，给自己的人生画上了圆满的句号。

经济学泰斗陈翰笙的长寿之道

学界泰斗陈翰笙先生是著名的长寿之星，在科学界创造了 108 岁的高寿纪录。年过百岁时，陈老依然精神矍铄、红光满面，他有一首十六字诀的养生诗："基本吃素，不忘走路，心情舒畅，劳逸适度。"

陈翰笙先生一直保持着一套科学的饮食起居习惯。他根据营养学来安排饮食，每天坚持"三个一"：早上吃一个鸡蛋，晚上喝一杯牛奶，中午吃一个苹果。一日三餐多吃素，少吃肉，从不挑食，他的健康是名副其实吃出来的。陈老吃得香，睡得也好，每天晚上定时入睡，躺下后不久就能进入梦乡。

陈翰笙先生认为，人活着除了工作，还要多运动。陈老喜欢步行，因为这项运动简单易行，既可以增进心肺功能、强化双腿肌肉，又能够预防高血压、糖尿病、动脉硬化及骨骼肌肉退化症等疾病。为此，他经常去河边和公园散步。有一次，陈老不慎跌了一跤，之后依然坚持在室内散步。

养生勤为先，不仅要勤于锻炼身体，更要勤于用脑。陈翰笙先生之所以健康并且长寿，正是勤动脑的正面效果。俗话说"人老先老脑"，脑不动要生锈，经常动脑可以延缓脑细胞老化。百岁高龄的陈老依然每天动脑，想到什么问题就马上在本子上记下来。陈老经常对别人说，他看到有些人在职时整天忙忙碌碌的，身体很健康，可一旦退休，特别是那些兴趣爱好少的老人，从此开始无所事事地打发时光，身体很快就垮掉了。因此，陈老特别强调老年人更要手脑并用，方能延年益寿。陈老从少年起就养成的勤奋读书、善于用脑的习惯，也是他获得高寿的关键所在。

"精神空虚催人老，陶冶情操寿自高。"这是陈老自撰的一副养生对联。为了使生活充满情趣，他迷上了听轻音乐，认为听轻音乐可以使人忘却心中的烦恼，把人带入无限美好的境界，唤起对美好生活的向往。陈老还喜欢在室内养些盆花，对来访的友人说："眼中一看皆是绿色，室内常是春天！"

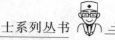

陈翰笙先生说："我视富贵如浮云，一向淡泊明志，从不为名位利禄所烦恼，对国事、家事、个人事都抱着乐观主义态度。不为凡事所扰，五脏六腑才能保持平衡。"心境豁达是长寿的一大保证，陈老的高寿也是得益于此。他为人谦和、对事谦让，从不和别人斤斤计较，即使遇到再大的困难，也成天乐呵呵的。

陈老博学多才，语言风趣，走到哪里就把幽默带到哪里，平时说话、做报告时，他总能给大家带来欢笑声，这也是他长寿的秘诀之一。陈老曾对朋友们说："笑口常开人长寿，人老多笑胜吃药。我活到现在，每天都这么开心，怕是连阎王爷都已经忘记我了！"

两次患癌仍活过百岁的著名书画家

也许有人认为，大凡高寿者，身体一定很健康，其实不然。著名书画家、西泠印社终身成就奖获得者顾振乐生于1915年，至今年过百岁，曾先后两次罹患癌症。

1997年，83岁高龄的顾老被检查出患结肠癌，幸好手术很成功。其子回忆："他真的超乎寻常的乐观……将近两个月的时间，无论谁陪伴，没有人听到他的一声呻吟。除了同医生，他不跟我们聊病情，总讲些他高兴的事。奇迹发生了，不仅癌治好了，人也比过去更开朗。"

2002年，顾老又被确诊为患前列腺癌，儿女们本不打算把这件事告诉他，然而顾老还是"一眼识破"，他反过来安慰儿女们："你们放心，知道与否对我来说都一样，我不会惊慌。"后来经过一年的科学治疗，老人的各项指标都达到了正常人标准。

历经两次癌症，顾老仍精神矍铄、乐观长寿，老人将其归功于6个字：知足、宽容、自信。

所谓知足，就是在名利上、成绩上不要与他人相比，对自己的才能、力量要有自知之明；所谓宽容，即是心宽，不要老是记着别人对自己的亏欠，也要承认自己有不如他人的地方；所谓自信，即解决问题最好的办法就是要相信自己，经过努力，什么问题都可以解决。

百岁武术家的长寿秘诀

苏州百岁武术家张子元先生每天都会在苏州市人民路文庙广场练武，只见他舞动着一柄青龙偃月刀，一招一式虎虎生风。他说，自己的长寿秘诀就是习武和饮食清淡。

张子元自幼习武，20岁刚过，张子元就开始代师授艺。向他行过拜师礼的弟子有3000多名，其中有四五岁的儿童，也有六十多岁的老人；既有国内的，也有国外的。

张子元擅长查拳及各种剑术、刀法，年逾百岁，身体依然健康。他认为，武术可从四个方面促进身体健康：一是对心血管的影响。经常练习拳术，其心率可达180次/分钟以上；二是练武时，身体各部分的肌肉需要协调配合，可锻炼神经系统的机能；三是对肌肉力量和关节柔韧性的影响。练武术的人，其背肌力量、腹肌力量和腿力都很强；四是经常练武可增强呼吸系统功能。张子元的高寿与习武有着极大的关系。

张子元饮食清淡，且不挑食、不多食，即使饭菜再可口，也坚持只吃一碗，几十年如一日。若说有什么特别的嗜好，就是每天都要喝点黄酒，但不抽烟。老人的生活很有规律：每天凌晨四点起床，烧水、做早饭；早晨六点到八点，到文庙广场练武2小时；回到家后再做家务，听广播，晚上八点准时上床睡觉。

苏步青：一双铁脚走出长寿路

我国杰出的数学家苏步青，生于战乱，一生坎坷，却享有101岁高寿。

苏步青有一套自己的健身方法，"要想有健康的身体，必须做到坚持体育锻炼。"每当有人向他探究长寿的秘诀时，他总是这般说。他从小练就了一双铁脚，从中学到获得博士学位，体育锻炼从未间断过。75岁之前，他一直选择洗冷水浴来锻炼身体，每天早晨五点半起床洗漱，喝一杯蜂蜜水后，便开始锻炼。不管春夏秋冬，每天都用冷水洗身，即使在 0 ℃ 以下的严寒天气，也要淋洗 5 分钟冷水，然后用毛巾把全身擦红。随着年龄的增长，他改习"练功十八法"，走到哪里，做到哪里。每个节拍都做得有板有眼，全套做毕，有时他的额头还会渗出汗来。

苏步青在晚年经常说："我现在眼不花、背不驼，思维还清晰，能翻译德文数学著作，这和年轻时坚持体育锻炼是分不开的。"百岁老人本不多见，像苏步青这样一生从事数学这种劳心费神且枯燥的研究的人能够活到 100 岁，更是凤毛麟角。他的生活经验告诉我们：养生并不需要刻意去追求，只要能遵从良好的生活规律，重视运动健身，再加上平和的心态，人就能活得有精神、更长寿。

擅用中医保健方法的郭兰英

中国著名女高音歌唱家郭兰英，年近 90 岁风采依旧。熟悉她的人都知道，郭兰英对中医养生特别喜爱，她说："中医是中华民族的瑰宝，在世界上独一无二。学一点中医经络知识，可以加强自我保健，减少病痛，延年益寿。我常年坚持按摩一些穴位，受益匪浅！"

每天按涌泉穴

郭兰英看过大量的中医书籍，每天都要做一个小时自我按摩和按压穴位的保健锻炼。她认为，每天按摩脚心的涌泉穴，对老年保健大有益处，只要坚持，必有成效。曾经有朋友探访郭兰英，得知她熟知中医的经络，便有意考考她，"失眠应该按摩哪个穴位？""三阴交与神门。""哪个穴位可以降血压？""是百会、曲池、太冲和太溪。""足三里有何用途？""足三里是人体最重要、最常用的一个穴道，主治数十种疾病，常拍打与按摩，胜过吃老母鸡。""常按摩脚心涌泉穴有何好处？""《黄帝内经》说：肾出于涌泉，涌泉者足心也。涌泉穴对人体养生、防病、治病、保健都有重要作用。"一连几个问题都没问倒郭兰英，朋友们连连佩服。

喜食醋和茶

郭兰英是山西人，平时饮食有两个特点：一是用餐时常饮半小碗老陈醋。郭兰英说："常吃醋好处多，有杀菌、消除疲劳、增进食欲、帮助消化吸收、调节血液中酸碱平衡、防止动脉硬化、降血压等作用。"二是喜欢喝茶水，花茶、绿茶、红茶都喝。她认为茶为中老年人的最佳饮品，含有多种维生素和氨基酸，对消除自由基、清油解腻、增强神经兴奋、消食利尿、抗衰老具有一定功效。

音乐亦养生

郭兰英说："音乐丰富了我的人生，也给我带来了快乐与健康。这双重收获让我十分享受。"优美的音乐能刺激大脑神经系统，促使体内分泌有益身心健康的生化物质，能愉悦身心、消除疲劳、帮助消化、改善循环和增加血液流量，被誉为"无形的健身保健品"。

唱歌能增强人心肺功能，可与游泳、划船媲美，也是养生的一种好方法。郭兰英健康的身体与常年的演唱是分不开的。唱歌时必须气出丹田，真气充足、丹田有力，才能唱出好效果。郭兰英对此深有体会，她当年在排演《白毛女》时正值病后无力、精神萎靡，就是通过练气功恢复了身体健康，获得了演出成功。

功夫不离身

郭兰英说："如果把人的健康比喻成大厦，运动就是它的地基。"她从小学戏习武，30多岁拜一位武术名家为师，对拳术、刀剑器械样样精通。经过长期的训练，她打下了较好的身体基础。退休后，她除了常做一些练功的动作，还与社区的姐妹们一起扭秧歌。平时能走则走，少坐车。她说，老年人选择运动项目，要因人而异，要结合自身条件来进行，切忌强人所难，千篇一律。在实际锻炼中，不要太激烈，时间不要过长，不要三天打鱼两天晒网，否则没有效果。

"千古第一才女"的"易安"养生经

李清照是宋代著名的女词人，号易安居士，有"千古第一才女"之称。她一生颠沛流离，历尽艰辛，可这位高唱"生当作人杰，死亦为鬼雄"的奇女子非但没有红颜薄命，反而活到了 73 岁，这在"人生七十古来稀"的古代实在难得。她的身世如此不幸，却又得享高寿，是什么让她如此长寿呢？

李清照生于书香门第，在家庭的熏陶下，她小小年纪便文采出众，尤以词的成就最高。18 岁时，她与志趣相投的赵明诚结为夫妇，婚姻生活相当美满。

只可惜好景不长，随着金兵入侵，家乡沦陷，他们举家南迁，而赵明诚又突然病亡（赵明诚死时她才 46 岁）。一个接一个的遭遇使李清照的身心备受打击，但她并未倒下，而是努力与命运抗争。由于她自幼形成了豁达的心胸与坚韧的品质，使得她以一个弱女子之躯承受了风霜雨雪、天灾人祸的打击，意志反而越发坚定，并最终得到古稀之寿。

李清照的长寿，得益于她喜爱郊游并且爱好多种技艺。李清照喜欢户外活动，常常接触大自然，这使她的筋骨得到锻炼，并形成了一种豪放的性格。她博学多才、涉猎广泛，除精于诗词之外，她还将一生中最主要的精力放在金石书画上。

李清照的长寿，还得益于她不为外界所累，始终保持着专注探求的心态，浸润在金石书画的丰饶世界里，颐养性情。《道德经》中"专气致柔""致虚极守静笃"等保守元气、守雌致寿的养生方法，在李清照的金石生涯中，都得到了最忠实的实践。正因为心无旁骛、全神贯注，让寄情金石的李清照能化解坎坷命运的悲凄和内心的愁苦。最终，她现实生活的悲苦从精神世界中得到了安宁。

俗话说，心安是养生长寿的一剂良方。李清照一生可谓遍历"亡国之怒、身世之忧、怀夫之思、流离之恐"，其身心伤痕累累，在一次次打击面前，她盼望局势平稳、生活安定。因仰慕陶渊明，她取其《归去来兮辞》一文中"审容膝之易安"之意，自号为"易安居士"，并将自己的住处命名为"易安室"，后人把她独具一格的词体称作"易安体"。而"易安"二字，已经传神地道出了这位千古词人的长寿秘诀。

台湾"经营之神"的简单养生法

王永庆先生在台湾被称为"经营之神",他 1916 年生于台北市,2008 年去世,享年 92 岁。他不仅经商出色,而且在养生方面也独具特色,那就是简单。

饮食简单。"简单、不过量,不过于忌口"是他的饮食原则;"多吃生菜,少吃肉"是他的饮食主张;每餐半碗饭,仅吃六七成饱,是他的习惯。他讲究少餐,但食物一定要新鲜,尤其是蔬菜。

作息简单。他每晚 9 时多睡觉,凌晨 3 时左右起床;早上 6~8 时再睡个回笼觉。早餐后,10 时到公司上班,处理集团大小事务,会见访客。中午大多数在家中用餐,饭后稍作休息,下午 1 时多继续工作,晚上 8 时 30 分以前一定送客。

锻炼简单。早晨起床后,开始 1 小时打坐,接着做"毛巾操":双手握紧长毛巾两端,拉紧毛巾,保持上身后仰,随后前后左右不停摇动,直到身体发热、出汗为止。"毛巾操"具有刺激肩部、腰部、背部神经的作用,可防病强身。他还坚持练"还原六法"气功调和身心;八十几岁高龄的他还坚持跑完 5000 米。

理念简单。关于养生,他有个著名论断:"成功不重要,健康才重要。"他把"不断实践"的企业精神运用到养生之中,坚持"没辛苦就没健康"的理念,这些都简单明了地概括了他的养生心得。

王永庆先生的养生之道,正体现了"越深的功法越单纯,越好的修行越平常"的道理。这些看似简单的养生法则似乎不难做到,可并不是谁都能坚持下来的!

文学家蒲松龄的养生茶

清代文学家蒲松龄不仅是一位专写鬼妖的高手，还是一位对医药养生颇有研究之人。青少年时代的蒲松龄研读过大量古代医书，从中学会了一些治病疗疾的方法，所以他对养生保健也很有一套方法。

蒲松龄不仅会诊治疾病，更懂得养生。他曾发明一种叫"蜜饯菊桑茶"的饮品，是他查阅大量医药书籍，自己亲手用菊花、桑叶和蜂蜜精制而成。从组成看，该茶不愧为具有多种功能的益寿保健佳品：菊花有清凉解暑、清心明目的功效；桑叶既能疏散风散，又能清肝明目；蜂蜜有"长寿之品"之誉，主要具有滋养补中、润肠通便、调和百药之效。三药合用，相得益彰，可共奏祛暑、清毒、明目、消积、通血脉、健心脾的功效，防病益寿。

蒲松龄爱喝菊桑茶，为了制茶，他在住宅旁开辟了药圃，种菊栽桑，还养蜂。他曾在家乡柳泉设立一个茅亭茶座，向过往行人供茶解渴，不收茶钱。

另外，蒲松龄也喜欢把举石当健身。每天清晨，他就到"石隐园"怪石丛中，在松林间呼吸着飘散着松柏香气的新鲜空气，先练一遍五禽戏，再分开马步，半抬两臂，瞑目静站，练一会儿静功。随后，他又以"蛙鸣石"为健身器械，每次上下举动几十次，有时还提着数十斤重的石头来回走几圈，每次都要练到周身出汗方才罢手，并长年坚持。

"济公"的养生之道

游本昌生于 1933 年，曾在中央电视台演过哑剧，而真正让他红遍大江南北的则是电视连续剧《济公》中的济公一角。他从小体弱多病，但由于养生有道，如今的他已健康活到了耄耋之年。

游本昌有游泳的习惯，蛙泳、自由泳、仰泳他样样都会。他说："游泳这项运动让身体各个关节、每一块肌肉都得到了锻炼，能增强内脏各器官功能，有效提高人的抗病能力，延缓人体衰老进程。"

在饮食上，游本昌提倡三句话：像皇帝一样吃早饭，像地主一样吃中饭，像乞丐一样吃晚饭。他的解释是：早餐要吃得好，要吃得丰盛、营养全面，因为早餐提供的营养要支撑人一天的工作和生活，必须要保证足量的摄入，才能使人体拥有足够的能量储备。晚上则要吃得少，因为马上要上床睡觉，人体能量消耗较少，如果吃得太多、太过丰盛，会造成体内营养过剩、脂肪堆积，后患无穷。

游本昌的老伴是位中医，游老在老伴的指导下自编了一套"游氏按摩术"：手心手背摩擦生热后，在全身上下按摩，犹如干洗澡，这样可以促进全身血液循环。

游本昌说："人有骨才立，有筋才能行动。"除了按摩，他还自创了一套健身操。其中最主要的就是两个动作：站立时，双手向上推和向下压，使身体尽量舒展，活动关节和筋骨。人上了年纪，筋骨就会慢慢硬化，而游本昌就是在这一"推"一"压"之间，促进了关节周围的血液循环，从而起到了强筋健骨的作用。

101 岁国学大师养生三理念

6 岁以《左传》开蒙，21 岁就读于北大法学院经济系，101 岁的叶曼（原名刘世纶）女士是当今世界极少将儒、道、佛文化融会贯通的国学大师之一。而在健康养生方面，叶曼女士也有着独到的见解："其实，我们每个人想活到100 岁很容易。"那么，叶曼女士的养生秘诀是什么呢？

理念一：少吃肉即少中毒

年过百岁的叶曼头发疏密有致，脸上也看不出有太多的皱纹。问及长寿之道，她说："我的饮食不简单。我从 8 岁开始一直吃素。"叶曼表示，吃素对人体很有益处，并不像有些人说的会营养不良。"我也馋荤，一闻到那肉味，香啊！可每当这个时候，就真的不忍心以杀生来满足自己的口腹之欲。再有，据说动物在被宰杀前心里充满了仇恨，仇恨的心理就变成了毒素，久吃这样的肉，就会对人体有害。"

叶曼还建议每顿饭只吃七分饱，但早饭一定要吃好，中午要吃饱，晚饭要少吃或不吃。"现在不少人都吃得太多，有的甚至吃十二分饱，五脏六腑怎么能承受得了？"

理念二：做什么都得留有余地

生活中，叶曼还将这种"不过饱不过饥"的饮食理念延伸到人生哲学上。"人什么都不能做得太满。这一生什么都不过满，什么都留有余地，宁肯缺一些，随时都准备着退后一步。"

在生活作息上，叶曼说自己坚持睡子午觉已有几十年。"子午觉"是指在子时和午时入睡。子时是从 23 时到次日凌晨 1 时，是一天中阴气最重之时，子时之前入睡有利于养阴；午时是从 11 时到 13 时，是一天中阳气最盛之时，此时午睡有利于养阳。可见，睡"子午觉"能调整阴阳，其原则是"子时大睡，午时小憩"。

理念三：生一次气就少活一年

谈起生气的话题，叶曼感慨良多："可千万别生气啊，特别是在吃饭时尤其不要生气，生一次气少活一年啊！"

与人交往时，难免会遇到一些恼人之事，可叶曼从不将此类事挂于心头。"让你生气的人，就是想让你早死的人。你来气我，我偏偏就不生气。所以我每天都高高兴兴的，这样就可以长寿。我好好活着，就是为了尽量做让自己和别人都高兴的事。"

99 岁老兵：癌症是我的养生老师

抗日老兵陈春森在朋友圈里是明星。今年 99 岁的他身板硬朗，头脑清晰。更传奇的是，从 72 岁开始，他先后患上 3 种癌症，却仍然觉得自己是个健康人，更是个年轻人。他说："癌症让我长寿，我把它当镜子，当养生老师。"

不害怕死亡

99 岁的陈春森仍很忙，他每天要安排几个小时来工作：写文章、查资料、核对出版物中关于抗日战争的相关史实……

陈春森是 1937 年《晋察冀日报》创办时的编辑，左手拿枪右手拿笔，坚持"游击办报"。这段经历，让他的心态显得比一般人乐观。1988 年，72 岁的他在体检中被查出患上直肠癌。因癌变部位离肛门近，医生怕保不住肛门而忐忑，这时，陈春森反倒安慰起医生："放心手术，失败就当给你们练手。"在他看来，人要不怕死，才能活得更好。

12 年后，84 岁的陈春森又患上腮腺癌，鉴于年龄过大，手术易造成面瘫，医生便对陈春森的孩子说："让他想吃啥吃啥，高兴做啥就做啥吧。"陈春森听出了话外音，他不愿放弃，坚持手术，"生命更重要，我还有许多事没做完！"

90 岁时，皮肤基底细胞癌又袭向陈春森。他的高龄让手术医生再度望而却步，陈春森又说："生死是自然的规律，我不怕死。"

像常人一样生活

患上 3 种癌，这在旁人看来是多么不幸，陈春森却提醒自己，要像常人一样生活。

在他看来，很多病友整天躺着，吃饭也要人喂，"他们不是不能自理，而是不愿意自理"。陈春森不一样，他坚持自己到门外取牛奶，自己清洗小件衣物，下楼拿报纸。"家中的花都不让买现成的，要自己种。"陈春森认为，就是这些小事情，让他慢慢恢复了体力，保持着生活自理的能力。

陈春森还很会享受生活，94 岁时他还去上海参观世博会，又去了庐山旅游。他的社交生活也很丰富：和老战友聚会，一起写书；加入抗癌协会，给病友讲养生。

和身体做朋友

患病后，在老伴的照顾下，陈春森开始有规律地生活：每天早上 5 点多起床，午饭后来个长长的午睡，"和身体做朋友，你厚待它，它就优待你"。

如今，他粗茶淡饭，每餐五谷杂粮加新鲜蔬菜，肉食选鸡鸭鱼肉，很少吃红肉。早晨他会喝上一袋鲜牛奶，晚上喝一小杯葡萄酒。在锻炼方面，他选择站着写书法和练气功，"一个养心，一个动身，内外兼修"。

著名作家刘心武的"心灵养生操"

"健康是由身体健康和心理健康两部分组成，两者缺一不可。忽视一个方面，出现偏差，必然会带来不良后果。一个追求健康的人，应该把两者很好地结合起来。"在谈及健康问题时，著名作家刘心武做了上面这番表述。刘心武是中国当代著名作家。他中学时就阅读了许多文学作品，爱好写作，16岁时便开始发表作品。长篇小说《钟鼓楼》获得茅盾文学奖，《错过》《白桦林的低语》《百合献给谁》等多篇作品被编入中小学教材。

刘心武认为，心理健康很重要，是健康的重要组成部分，不可缺少。由于工作节奏快、压力大等原因，现代人常会出现各种心理问题，有的人甚至患上了抑郁症。在突发的地震等自然灾害面前，也有一些人会惊慌失措，患上心理疾患。精神上的疾患除了用药治疗，心理上的疏导也至关重要，这就要求发挥心理医生的作用，"心病还需心药医"。

刘心武说："这几十年来我之所以能够精力充沛地在文学园里辛勤耕耘，这与自己重视心理保健不无关系。六套'心灵养生操'就是我的'珍藏品'。"

列表化解操

心乱时，在一张纸上先写一行大字"我为什么心乱"，然后列出3栏，分别写出"最烦心的事""次之的事""小事"，列好后，从"小事"开始逐项化解，凡大体可以化解的，都用红笔画去；剩下的，自然要认真应对了，虽一时化解不了，但心绪经过一番梳理，自然也坦然多了。

自寻小乐趣操

每当提不起精神来做正事时，就先找些有趣的小事来做，例如用湿棉花球给所养的盆栽植物洗涤叶片之类。在琐屑的小乐趣中，让无聊感渐渐消失，逐渐恢复做正事的兴致。

回忆美景操

心理"淤浊"时，就躺到沙发或床上，取最舒适的姿势，在轻柔的乐曲中，闭目冥想，让名山大川的美妙镜头重新在脑海中浮现。一幕幕的美景，犹如熨心的拂尘，能将淤积滞塞的浊气涤尽，让心灵重新恢复平静。

无损害宣泄操

心中窝着一团恶气，随时要发作时，可将平时准备好的废纸使劲撕扯，或选择适当地点将已破损的旧瓷盘之类砸碎，同时，口中哼唱："怒发冲冠，凭栏处，潇潇雨歇……"

自嘲操

因洋洋得意而心理状态发生偏斜时，须作一点自嘲，做法多种，有一种叫"对镜自嘲"——"你有什么了不起？升天了吗？咦，瞅你乐的！你前头的困难还多着呢……"人在自嘲中失去的只是虚荣，获得的却是清醒。

走向混沌操

在过分清醒得小肚鸡肠时，便用此操加以调整。有一方法：拿起一本唐诗宋词，随手翻开，目过口诵，摇头晃脑，以抹去萦绕于心头的那些过于细腻的算计。

对于身体健康，刘心武也十分重视。他遵守生物钟，生活讲究规律。饮食上坚持粗细结合、荤素搭配，每餐稍饱即止。平时注意多喝水、定时去体检。刘心武说，健康问题平时需要常关注，在生活中注意体脑并举，劳逸结合，一张一弛，这样生命之水才能长流。

百岁"棋圣"：养生践行《四诫诗》

吴清源是 20 世纪最著名的围棋大师，被称为"近代围棋布局的奠基人""棋圣"等。吴清源的养生之道是什么？不少网友和围棋爱好者都觉得他能得享百岁之龄与其一生钟爱的围棋有关。其实，他的长寿经还有很多值得我们学习的地方。

居家常开窗通风

吴清源先生从小身体素质较差，曾得过肺结核。在那个时代，肺结核的致死率非常高，但吴清源得以幸免于难。他曾经回忆说，这可能得益于他的一个养生小举措，就是经常开窗通风。他曾说自己坚持每天开窗通风，适应了寒冷的空气，免疫力也就提高了。

开窗通风还可以使人获得较多的"空气维生素"。空气中的负离子可以调节人中枢神经系统的兴奋和抑制，改善大脑皮层的功能，增强造血功能和肺的换气能力，提高人的免疫力。而这种负离子在山林、海滨的空气中的含量最高，城镇较低，在冬季密闭的房间内，只有几十个，所以冬季即便天气寒冷也要注意通风，引入室外的负离子，不让暖气充盈的密闭居室和办公室变成细菌和病毒滋生的"温床"。

终身践行《四诫诗》

据吴清源先生生前透露，他最早接触"养生"一词是1928年10月他初渡日本的时候。他的义父杨祉庵先生送他的《四诫诗》中有"诫尔学养生、诫尔学守身、诫尔学立志、诫尔学读书"这"四诫"。其诗文为："诫尔学养生，养生先养气。……守静闭龟息，法动张禽戏。役形不役心，妙契合天地。岂惟康乃躬，久久益智慧。"这首养生诗，吴清源自始至终铭记在心，到了老年依然背诵清晰，一字不差，而且终生践行。

心身兼养得长寿

吴清源生前曾说："人生一世就是修行一世，无论是输是赢。"也正是由于他具备了极高的个人修为，才能在围棋艺术领域先人一步发现"调和论"，倡导顾全大局平衡的哲学思想。这一倾注他毕生心血的"调和论"，成为他提出的"21世纪围棋理论"的奠基石。吴清源的自传起名为《中的精神》。他解释说，围棋的理想是"中和"，又可理解为"调和"。"中"这个字，中间的一竖将口字分成左右两部分，这左右两部分分别代表着阴和阳，有了取得阴阳平衡的那一竖，才构成"中"字。要想到达"中"的境地，绝不是容易的事情，需要长期的内心修养。

八旬经济学家：三种心态为健康保驾

经济学家孙仲彝教授已是 83 岁高龄，退休前是上海交通大学经济学教授、系主任，是享受国务院特殊津贴的老专家之一。他的骨骼十分坚实，声音特别洪亮。一位耄耋老人何来这样硬朗的身体？孙老说："养生、养生，实际上是养一个好的心态。心态不好，活着也无意义。"孙老说，他现在建立的三种心态，对自己的健康起到了保驾作用。

第一，退休前后的"平稳心态"

孙老说，人到退休，位子变了，这时心态要平稳，避免在情绪上产生大的落差。他说："我过去在职时习惯发号施令，现在认识到自己在运用科技手段上与年轻人相比有差距，必须甘心接受别人指导。"他还说，退休后对工作不要"急刹车"，如果不返聘，就应该主动去找一些自己"喜爱的、熟悉的、扬长避短的、压力不大的工作"，这样做可以防止大脑在退休后加速老化。

第二，知恩图报的"平和心态"

孙老说，我们每个人都必须懂得感恩，要知道自己过去取得的进步、成绩离不开本单位及同事、亲友的支持、帮助、奉献。现在年老了，就要报答。有恩不报，在情义、道德上就有缺陷，使人生留下遗憾。

孙老在南菁中学读书时，通过竞选担任学生会副主席，后又任专职江阴县学生联合会主席，这些职务全面锻炼了他的组织能力，使他走上工作岗位后能胜任许多繁重的工作，而且都取得较好的成绩。所以孙老首先感恩南菁母校。十多年来他积极参加校友会活动，体现了对母校的感恩之情。孙老在上海交大农业与生物学院任教时，在学术上登上了顶峰。现在退休后，只要上海交大有需要都尽力而为。孙老说："我为交大讲两节课酬劳是 200 多元，在外面讲两节课收入是 2000 元左右。因为要报恩，外面的许多邀请我都婉拒了。"

第三，呵护身体的"平静心态"

孙老说，许多人退休前工作繁重，身体难免透支。现在必须立即纠正，时间还来得及。孙老认为，首先要冷静地认知自己的身体状况，比如"我有高血压、糖尿病、痛风病，为此坚持按时吃药，决不怠慢，在饮食上不该吃的（如油腻食品）坚决不吃，可以吃的也不多吃，在保证营养前提下，减少饮食、减轻体内负担"。

养成好的生活习惯是老年人都必须做到的。孙老说："我19岁就学会抽烟，后来下决心把烟戒掉，现在做到不抽烟不喝酒，平时早睡早起，中午午休小憩。"孙老的老伴身体不好，他和老伴相处恩爱，尽量减少外出，晚上都在家里陪老伴看电视聊天。

孙老说，每个人都应该使自己的生命体现出价值，良好的心态是提高生命质量、健康长寿的保障。

九旬老教授每周游泳 3000 米

你可曾想过90岁以后的自己会是怎样的？老态龙钟，直不起腰？

今年94岁的谭天恩对此坚决说"不"，因为直到现在，他只要一周游泳不足3000米就会觉得不舒服。这位在网络上被称为化工界泰斗的浙大老教授，就是现实版的"泳池阿甘"。

常去杭州包玉刚游泳馆游上午场的人对谭天恩肯定不会陌生，大家对他的第一印象是瘦而干练。现在谭老游完1000米用时半小时多一点，他的耐力让不少年轻人都望尘莫及。

每次下水前，谭老先在场边做好拉伸和准备工作，将膝关节、肘关节活动开，或是绕着池边慢跑两圈，然后用池水拍湿身体，以便适应水温。"一周游三次，这个锻炼量正好！"谭天恩笑着说。

"如今条件好了，有了温水泳池，以前我就在江河湖海里游呢！"谭老在湖北武昌一个大杂院里长大，当年他要赶到十几里外的东湖游泳。他回忆道，第一次下水，就"咕咚咕咚"喝了几口水。别看现在谭老身体不错，小时候的他却是个"药罐子",常常是同学们去春游,他却躺在家里。

回母校浙江大学工作后,他很少去景区游玩,就连看场电影都是"稀罕事",最好的娱乐就是游泳。话说回来,之所以摆脱"药罐子"称号,还得归功于坚持游泳。20世纪80年代,浙江大学里有个露天泳池,他就和学生们一起从秋天游到冬天。从那时候开始,他的耐寒力显著增强,一年也难得感冒一次。

谭天恩1945年毕业于浙江大学化工系,1948年起在浙江大学执教。他曾任第一届全国化工原理课程教学指导委员会主任,主编的《化工原理》教材获评化工部优秀畅销教材等。1993年离休后,他仍旧在教学、研究的第一线奋斗,指导博士研究生,关注着环境工程学科的发展,直到2005年才退居二线。

如今在家里,谭老也不闲着,他每天看报刊两三个小时,再花上几个小时在电脑上看看收到的邮件。有一次《化工原理》教材要再版,他用近两年时间平均每天花上两三个小时进行修改订正。有时他还应邀为学术期刊审查论文,去年还审了两篇。

年轻时因工作繁忙,谭老常常凌晨三四点就醒过来,这一醒就睡不着了,落下了睡眠不好的病根。此后只得一直服用安眠药,仍常感睡眠不足。坚持游泳后,谭老的睡眠变好了,每晚都能睡足8小时。如今,他每天还要午休半小时左右,有时更久一点。

谭老笑着说:"我坚持良好的生活习惯就是践行当年'每天锻炼1小时,健康工作50年'这句话呢。"

老兵大姐:长寿"三宝"

在广东省大埔县老体协所属的老干部活动中心歌舞厅内,有一位83岁高龄的抗美援朝转业老军人——"老兵大姐"李未英。她精神焕发、步履矫健,眼不花、耳不聋、反应快、身体棒。说到养生秘诀,李大姐笑呵呵地说:"我有三件宝——歌舞、规律、心态好。"

歌舞升平促健康

李大姐自幼酷爱唱歌跳舞，后来参加抗美援朝部队的文艺队演出。退休 25 年来，李大姐每天都和老人们一起又唱又跳。"乐是长寿的金丹，歌舞确实成了我延年益寿的好帮手。"李大姐还说，唱歌能协调呼吸，增强心肺功能。以乐养心，生命之树常青，快乐还可使面部减少皱纹，令人年轻。

生活规律体魄安

"早睡早起利安康，多吃蔬果保三通（即大便、小便、血液循环畅通）。晨起一杯温开水，饮食适当保脾胃。合家环保均保洁，贵在坚持有成效。"李大姐还自创了顺口溜。

心态平和体倍棒

说起长寿第"三宝"，李大姐又出口成章："养生保健不言老，科学健身是法宝。爱美爱动显年轻，精神舒畅益身心。静心处事排干扰，心胸豁达人缘好。积极向上跟时尚，心态平和体倍棒。"

由于李大姐养生有道，因此她如今虽年届耄耋，但显得特别年轻。

年逾九旬张允和：体弱心不弱

一个人先天羸弱，是否就难享高寿？答案是不一定的。当代著名的"张家四姊妹"中的"二姐"、中国语言文字专家周有光的夫人张允和，就是一个正面的典型。

张允和 1909 年 7 月 25 日生于合肥，出生时脐带绕颈三圈，几无气息。幸亏老祖母督场坚持，冒暑抢救了八个多小时，她的命才捡了回来。

由于先天不足，张允和的身体一直很瘦弱，中年时的体重也只有 41 公斤。"三反五反"期间，张允和含冤挨整，短短两个礼拜体重又轻了一两公斤，且牙床不停地出血，到医院一查，是齿槽骨萎缩，后经治疗，一口牙齿拔得只剩下了三颗。1959 年，张允和因为严重的心脏病而被两位权威的医生"判处死刑"，认为她随时都会死掉。就这样一副身板，张允和却活到了93岁，是什么支撑她健康长寿？

关键还是在于心态。据张允和自己回忆："12岁前，我不仅身体十分虚弱，意志也非常脆弱。我爱哭，遇到一丁点儿的小事就哭。人家说我'看你瘦得像条韭菜'，我听了就哭。人家讽刺我'你苗条得像林黛玉'，我听了又哭。12岁时，母亲去世，撇下了九个儿女，这给我极大的震动。我的大姐不在家住，我这个二姐成了一群小弟小妹的头头，感到责任重大。有一次，人家劝我说：'哭，哭有什么用？'这句话提醒了我：哭真的是没有用处的。我要坚强起来……我立志要彻底改变我脆弱的性格。"从此，张允和像换了一个人。抗战时期逃难时，丈夫不在身边，她一个病弱女子带着20件行李，扶老携幼，避居四川。后来她又经历了丧女伤子的劫难，她硬是撑了下来。"文革"时，她遭遇批斗围攻，心中却在想昆剧中的群丑。

"我往往在生活的危险关头想到一些有趣的事，以排遣我的苦闷。"张允和如是说。

百岁寿星

百岁老人每天行走 5000 米

　　笔者慕名来到"中国长寿之乡"——四川省眉山市彭山区采访。彭山区以长寿老人众多而闻名于世。该区 30 万人口中，90 岁以上老人就有 328 名，其中百岁以上的老寿星 14 名，全区百岁老人数量高出全国平均比例 17 倍。

　　当笔者说明来意之后，老龄办的工作人员把我引到了青龙镇，该镇有位去年刚满百岁的老人，名叫杨松云，他是该镇有名的弹棉花匠。他除了有一手弹棉花的好手艺，还有一个习惯是在当地出了名的，就是喜欢长时间徒步走，每天至少要走五公里。每天除了吃饭、睡觉、喝茶的时间，不管是天晴下雨，他都会雷打不动地在外面逛街。

　　年轻时，杨松云为了养家糊口学会了弹棉花这个手艺活。由于他讲诚信，收费低，而且弹的棉花质量好，因此人们都愿意找他。因为生意特别好，他也就很少有时间出门，更没有闲心去逛街了。70 岁以后，杨松云把这个手艺统统传授给了他的小儿子杨德友，之后每天除了清洗自己的衣服、扫扫地和吃饭、睡觉、喝茶，其余时间他都是独自一个人在青龙镇上逛街。他说要把原来没走的路统统走回来。

　　"杨大爷，又出去逛了哇？"见到杨松云老人出门，60 岁的邻居张永兰大声地与杨松云打招呼。只见老爷子点了点头，继续往前走。

　　张永兰告诉笔者说，老人家走起路来就这样，不但甩脚甩手，而且还抬头挺胸的，非常神气。张永兰接着说："有一次，我正好与杨松云老人顺道同行，可走出不到一公里，我就被他甩得老远，一般人还真走不赢他。光就看他这架势，不看他身份证，谁会相信他是一位百岁老人呢！"

　　杨松云的小儿媳妇告诉笔者说："我爸每天早上五六点钟出门，先绕青龙镇走一圈就回家；吃过早饭后，又要出去走，直到中午才回来；吃过午饭后，他还要去走一圈；晚上，如果我们没事时，还会陪着他走一阵子。这样算下来，如果不下雨，五公里还算是少的。"

　　一说起杨松云长寿的秘诀，老人的儿媳妇张海彬说："我家公除坚持徒步走，在饮食上并无特别之处，只是一日三餐之外，他平时还喜欢喝奶粉，把奶粉当成零食吃，而且睡觉前要喝一盒纯牛奶，半夜醒后还要喝一盒。"儿子杨德友说："我父亲长寿还有一个原因，那就是与遗传基因有关。我父亲兄妹六人，他是老二，我大爸活到了99岁才去世，我其他几个长辈都还在世上，最小的姑姑也已经80多岁了。"

成都110岁老太太养生的"十个一分钟"

　　笔者近日来到四川省成都市青白江龙王镇清洁村，慕名探访了生于晚清、今年已110岁的钟世昭老人，老人如今五世同堂，后代已有170多人。

　　1920年，14岁的钟世昭成为童养媳。1926年，她生下了第一个孩子。后来，她又为曾家生下了7个子女。钟世昭老人的二儿子曾礼元告诉笔者说，他母亲长寿与她长期坚持"十个一分钟"有关。这"十个一分钟"介绍如下。

　　一是两手相互对搓一分钟。因为两手掌对搓能刺激手掌的穴位，这些穴位能通六经、强内脏，调和阴阳之气，对预防肩痛、眼睛疲劳有一定作用。二是手指摩头一分钟。老人坐下来休息时，就用手指由前额按摩至头顶至脑后。此方法可促进脑部血液回流，可使发根获得充分的营养，使头发黑亮。三是揉耳轮一分钟。双手轻揉左右耳轮至热，此方法有保护听力的作用。四是轻按肚脐一分钟。五是转睛一分钟。六是伸屈四肢一分钟。七是拇指揉鼻一分钟。八是收腹提肛一分钟。九是蹬摩脚心一分钟。十是叩齿卷舌一分钟。

　　1972年钟世昭66岁，在其夫因病去世后，子女们轮流把她接到家中居住。在城里，她将房间收拾得整整齐齐、干干净净。有儿子住在农村，她也跟着回到农村生活，70多岁了还扛着锄头下地种菜。90岁后，子女们都不让她做这做那了，每天闲来无事，老人就搓搓手、摸摸头，自创了这"十个一分钟"养生法。

百岁老太的消食秘方

满头白发，似有烫发的痕迹。脸庞清瘦，岁月在上面留下了很多印记……这位百岁老人叫梁银珠，浙江省衢州市柯城区人，1916年出生，今年（2016年）正好100岁。虽然已是百岁，但是衣服穿得很鲜艳，特别亮眼。

74岁的女儿周黛丽说："老太太一直很爱美，是真正的几十年如一日。以前日子穷苦时，没什么新衣服可穿，我妈就在衣服整洁度上下功夫。洗涤和熨烫会特别注意，因此衣服穿在身上非常挺，给人的感觉非常整洁。"

除了衣服，老人对发型也非常讲究。留长发时，会把头发非常整齐地梳好，然后挽成髻，一定要梳到自己满意才停手。梁银珠年轻时替别人洗衣服，她洗衣服时，搓洗、漂洗等步骤一丝不苟，洗出的衣服特别干净，深受雇主的好评。

"我妈总是说做人做事都要和洗衣服一样，一个步骤都不能少、不能马虎，这样才能做到干干净净，被人尊敬。"周黛丽说。

在穿着打扮、做人做事方面，老人都很讲究，但是在吃的方面却很随意。老人口味偏重，辣椒酱、豆腐乳是最爱。往往前来询问长寿秘诀的人得知老人这些饮食习惯后总是倍感诧异。不过老人家一直不爱吃大鱼大肉，基本以素食为主。

如果实在要追问老人长寿秘诀的话，老人还确实有自己的家传秘方。"这是我妈妈教我的，就是买一些酿甜酒的酒药，碾碎后分成两份，一份炒熟至焦黄，然后两份混合起来，装入密封的罐子，等自己感觉消化不良时拌点糖吃上一勺。"听老人说，这个方子她从年轻时就开始食用。

成都116岁老人的长寿秘诀

几经周折，笔者终于来到了位于成都市双流区胜利镇云华社区9组，2015

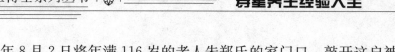

年 8 月 2 日将年满 116 岁的老人朱郑氏的家门口。敲开这户被众多绿植笼罩的农家小院，一股清凉感顿时扑面而来，使人心情舒畅，仿佛进入了世外桃源。在这里笔者开始探访老人的长寿之秘。

长寿原因之一：喜欢运动

眼前这位老人马上就要迎来她的 116 岁生日了。她的二儿子、现今已 84 岁的朱维成介绍说："虽然我母亲年事已高，可她在 110 岁前后还坚持每天做割猪草、打扫院坝等简单的劳动。有事无事的，她都喜欢在院坝里慢慢转圈，有时边走还边抬抬头、甩甩手。她对我们讲，身体是练出来的，不能偷懒，否则是自己害自己。至今，她的生活仍然能自理。"

刚吃完午餐，老人就问家人："晚上吃什么？"家人回答说吃韭菜炒鸡蛋，老人马上说："把韭菜拿来，我清洗。"老人一时也闲不住，喜欢做事。

长寿原因之二：饮食清淡

"我母亲在饮食上从来不挑食，我们煮什么，她就吃什么，从来不用开小灶，只是稍微煮软点就行。"一说起老人的长寿秘诀，老人的小女儿朱秀珍抢先接过话题向笔者说道。

朱郑氏老人的曾孙子向笔者介绍："老人快 116 岁了，她的饮食比较清淡，早餐一般是一碗红薯稀饭，外加一个鸡蛋；中午与一大家人同吃；晚餐则是一碗蔬菜汤，加两三个肉丸子；平时不怎么喜欢吃水果。不抽烟，也不饮酒。在我们看来，这些应该是曾祖母的长寿之道吧！"

长寿原因之三：心态良好

朱郑氏除了喜好运动、饮食清淡，还有就是心态好。"我从来没见过她生气。"外孙女说，在她的印象里，老人总是乐呵呵的。不管是从前还是现在，老人从来不与他人争吵。老人说："是你的，它就是你的；不是你的，争来也要跑，最终还是不属于你，结果你还生气，真是不值得喔。"

长寿原因之四：家庭和睦

朱郑氏能长寿也缘于子孙后代的孝顺。有孝顺的后代们，这离不开朱家的家训："尊敬长辈、孝敬父母、关爱家庭、团结友邻。"正是因为有这样的家训，才有这样一个温馨、舒适、和睦的大家庭。

如今，朱郑氏已迎来六世同堂，每逢这个大家庭团圆相聚，热闹的气氛总是让街坊四邻羡慕不已。朱郑氏整个大家庭共有 80 余人，职业有教师、士兵、护士、个体户……别人说隔代亲，老人的子孙们跟朱郑氏亲得不得了。在他们看来，家和万事兴，有这样高寿的老人，是一大家子人最大的福气。

百岁老人：药膳养生

"没有病死的，只有老死的。"这句话在四川省绵阳市北川羌族自治县桂溪乡药王谷广为流传。当地的林峰村是该区域的长寿村落之一，在该村共 242 位村民中，年逾 80 岁以上者超过 30 人，其中 5 位超过百岁。

1914 年出生的胡功英，现已 102 岁高龄。谈及养生之道，她说只吃自己种植的蔬果，并长年习惯将中药入膳，养生主要从饮食入手。胡功英表示，平时最喜欢将中药材"鸭脚板草"入膳，能清热解毒、祛湿，祛除暑气。她家的田地全部种的是中药材，不仅给家人食用，他们还定期将药材运送下山，进行加工与贩卖，成为家庭主要经济来源。

胡功英老人思路清晰、表达能力好，这与她长期食用野菜及药膳不无关系。通过将饮食与自然融合来养生，是最有效的养生之术。

百岁婆婆：经常干活

一位 109 岁的老人既能掰玉米、砍红薯，又能穿针引线，你信吗？这位老人生活在重庆市潼南区米心镇毗卢村 6 社，名叫郑世祥。她出生于 1908 年，满头银发的她能端起 10 多公斤重的簸箕轻松扬尘，生活自理就更不用说了。

郑婆婆五世同堂，膝下共有 28 口人，家人总是劝她少做或是不做事，大多时候她会偷偷做用她的话说就是，"身子骨还好着呢，不干点手头活，全身上下都会不舒服"。

等郑婆婆把旁边堆放的玉米棒抹完，簸箕接近装满，足足有 10 多公斤。只见郑婆婆弓下腰去，双手将簸箕端在胸前。随着簸箕上下晃动，里面的皮壳和杂质随风飞扬，时不时郑婆婆还要把嘴凑上前去吹一下，动作娴熟又轻松。

满满一撮箕红薯，要砍成碎块。屋檐下，郑婆婆找来一只小板凳坐下，拿起一个红薯放在砧板上，用菜刀劈成两半，再切小，如此重复。大概花了 40 分钟，郑婆婆将全部红薯砍完，其间未曾起身。

"我妈闲不住，起早贪黑辛苦了一辈子。"郑婆婆 73 岁的儿子吉声彦介绍，"每天还要帮着砍南瓜、切猪草、洗衣服，干些力所能及的手头活。"

受年代所限，郑婆婆未曾上过学。虽不识字，但她特别喜欢看电视。郑婆婆屈膝坐在凉床上，电视里战火纷飞，看着屏幕她眼睛都不眨一下，还不时喃喃自语，偶尔摇动着手中的蒲扇。吉声彦说，母亲特别喜欢看电视，尤其爱看武打片和战争片，打得越厉害，看得就越过瘾。

谈及母亲的饮食，65 岁的儿媳陈祖辉称，郑婆婆从不挑食，基本是早上半碗稀饭、中午满碗干饭、晚上半碗肉丸子。除了每天要见荤，郑婆婆最喜欢吃甜食，蛋糕、发糕、泡粑……只要是甜的、不硌牙齿的，郑婆婆都喜欢吃。此外，郑婆婆尤其喜欢吃薄荷糖，每周大约吃 1 公斤的量。每天，郑婆婆都要喝糖开水解渴，少则 1 碗，多则 2 碗，每次都要兑足够多的白糖。用郑婆婆的话来说，糖少了喝起来不安逸。白糖的量以每次喝完水，碗底必须要见一层未溶尽的白糖为准。

郑世祥婆婆睡眠一直很好。农忙时，早晨六点就会自然醒，农闲时会多睡一会儿，但从不超过上午八点。

108 岁老寿星的养生秘诀

在"中国长寿之乡"福建省漳州市诏安县西潭乡潭东村生活着一位 108 岁的老寿星吴木林。说起这位百岁老人，当地村民都竖起大拇指称赞他是诏安百岁寿星中的"男高寿"。

在百岁寿星群体中，男性百岁老人所占比例很小，而吴木林能如此高寿，有什么养生秘诀呢？笔者前去采访时，老人正站在家门口锻炼身体。说明来意后，老人家热情地请我们进屋。从闲聊中得知，吴大爷的健康长寿源于清淡饮食、适度活动、戒烟限酒、平和心态。

坚持清淡饮食

吴大爷告诉笔者，潭东村是鱼米之乡，自己的一日三餐大都是自产的农副食品，以五谷杂粮、蔬菜为主，很少大鱼大肉。他喜欢吃豆制品，清淡而少油盐，所以"三高"从没"光顾"他。

坚持适度活动

老人的儿子告诉笔者："我们庄稼人除了平时忙田里的活，冬闲时还常组织练拳舞棒的活动。父亲年轻时是个舞棒弄棍的好手，每逢活动总是积极参加。上了年纪后，这些活动他就不参加了，经常在家附近做做保健操、散散步。"

坚持戒烟限酒

吴大爷年轻时烟瘾大、酒瘾重，几十年来烟酒不离身，因此吴大爷经常咳嗽不止。后来，在儿女们的劝说下，他总算下了决心戒烟、限酒，将三餐都要饭前饮酒改为晚饭后喝一小杯。吴大爷喝的酒是自家酿的，酒里还泡着人参和枸杞子等中药。他特意咨询过医生，医生说这样的药酒适量饮用，不仅对身体好，还能延年益寿。

坚持平和心态

吴大爷为人厚道，真诚善良，看到乡邻有困难，总喜欢伸手相助。一对年轻的邻居夫妻外出打工，两个小孩在家里没人照顾，常常有上顿没下顿的。吴大爷看在眼里，记在心上，便经常拿些吃的、用的接济这两个孩子。小夫妻俩知道后很感动，邻居们也交口称赞。

吴大爷育有三男三女，现在他的大家庭有一百多人，儿孙绕膝，五代同堂。吴大爷在儿孙的孝敬下，尽享天伦之乐，不知不觉成为期颐之年的"男高寿"。

凡事都能看得开的百岁老人

　　2016 年 7 月 9 日，四川省成都市都江堰安龙镇何家社区到处张灯结彩，人声鼎沸，一派喜庆。原来是都江堰市最长寿的老人罗齐氏的 116 岁生日。罗齐氏如此长寿，其秘诀是什么呢？为此，笔者辗转来到老人家中，对其进行了采访。

　　老人听说有人来访，便自个儿从房间来到客厅，坐在专属于她的藤椅上。老人头戴一顶绒线帽，着一身红色的唐装，脚穿平底布鞋，显得特别有精神。老人刚坐定，就自个儿从茶几上的果盘里拿出一个苹果，用小刀一点一点地切开，一小片一小片地放进嘴巴里，慢慢地咀嚼。她常对后辈说："年纪大了，要想身体好，也要自个儿稳重地、慢慢地加以锻炼，这样才能长寿。"她总是重复着一句话："人只要勤快，就不会饿死。"

　　罗齐氏老人是一个地地道道的都江堰人。老人所居住的安龙镇，自古气候温暖，物产丰饶，绿化率很高，四处都是树木，负氧离子含量高，长期生活在这样的环境中不易生病。

　　"与邻为善，慈善为怀，老弱不欺，贫富同仁………倡议本族与他族之间、本族之间和睦相处，不计较个人得失。这是先辈留下的祖训。"罗齐氏老人一字一句地向笔者道出了其家祖训。有一次，家人在安龙镇上赶集时，包里的 300 多元钱被小偷偷了，气了好几天。罗齐氏知道后，劝说道："钱，身外之物，被偷了就算了嘛！何必这么气呢？钱没了，还可以再找嘛！人气病了，那才不划算！"罗齐氏能长寿，很大原因就是她凡事都能看得开，不参与任何纷争，心态平和，不生闷气，更不会自己为难自己。

　　据老人的家人介绍，老人每天早上六点就会醒来，醒来后先在床上躺半小时，再慢慢地自己穿戴好。下床后，首先喝一杯温开水，再自己洗脸，之后就在自家院坝里转圈圈，锻炼十多分钟后吃早餐。早餐是一个蒸鸡蛋，另加一个面包。午餐则以蔬菜为主，外加一碗比较软的大米饭。她的饮食以清淡为主，很少吃荤菜。平时喜欢吃一些水果，如葡萄、芒果之类。

　　谈到养生，罗齐氏老人说："晚上别吃太多，否则会生病的。"老人的孙女补充道："还有就是家庭和睦，让老人高兴、快乐；再者就是睡得香，吃得清淡，活得肯定长嘛！"

罗齐氏老人 116 岁了，耳朵听得见，眼睛看得清，说话不含糊，满头的银发往后梳得整整齐齐的。一提起罗齐氏老人，左邻右舍都称赞："都 116 岁了，身子还这么硬朗，子孙又孝敬，老人家真是好福气啊！"

助人为乐的百岁寿星

2016 年 9 月 27 日，四川省成都市郫县新民中心场镇敬老院里，一位老者在众人的掌声中高兴地吹灭了生日蛋糕上的蜡烛。他走路平稳，神态自然，一般人很难相信他已是 105 岁的老寿星。

老人名叫骆怀安，是古城镇水泥村 5 组人。他年轻时以务农为生，一生未结婚，80 多岁时与自己三弟一家生活。三弟去世后，三个侄儿也十分孝敬他，而骆怀安老人认为自己年纪大，怕自己的生活习惯影响侄儿们，要求住到敬老院。在敬老院里，老人生活完全能自理。老人一生喜做善事，乐于助人。

骆怀安平时很少生病，除了耳朵不好使，眼神和脑子都特别灵光。"平时和他交流，我比动作，他就能明白。"与骆怀安住在一间屋里的 95 岁老人胡大爷说。"骆怀安老人胃口不错，每顿饭都要吃一大碗，而且从不挑食。"新民敬老院的王院长说。

老人的饮食主要是荤素搭配。早餐是一个鸡蛋、一碗粥，再加点小菜；中餐一荤两素；晚上一荤一素。三个侄儿也十分孝顺，基本上每周都来看他，带着他的重孙侄儿侄女来陪老人聊聊家常。

老人生活很有规律，每晚八点左右就睡觉，次日五六点一定起床。老人还有一个雷打不动的习惯，就是每晚坚持用热水泡脚。他说脚泡舒服了，睡眠才会好。

老人平时还乐于帮助人，他年轻时就常帮左邻右舍干农活。到敬老院后，他每次去赶集都会顺带帮敬老院的其他老人买一些小东西回来。敬老院的工作人员担心他一个人走一两公里路，怕有闪失，劝他别去。他却说，走一走，既活动身体，又可以宽宽心，还能帮助他人，何乐而不为呢？

爱吃粗粮的百岁老人

人们的生活好了，便向往长寿，怎样才能活过百岁呢？近日，笔者随当地"送温暖"慰问组来到了成都市新都区新都街道办慈板村 6 组朱绍清的家，采访这位远近闻名的百岁老人。

11 月中下旬的成都已经有些寒意，让人感觉冷飕飕的。19 日上午 10 时许，我们在当地村委会工作人员的带领下，沿着弯弯曲曲的乡间小路来到一个类似于四合院的农家小院，就看到院内一位头戴鸭舌帽，身着红色唐装、深色棉裤、棕色棉鞋的老人微笑着坐在院子中的沙发上，手上拿着放大镜，一边晒着太阳，一边聚精会神地阅读当天的报纸。他就是百岁老人朱绍清。

看到有人来访，老人友好地站起来和我们打招呼。"老人家还真行喔，这么大的岁数还关心国家大事。"我说道。"看看报纸，了解一下国家大事，这算啥，我有时还动动手，写写书法，这样我心里舒服、安逸！"老人一字一句地回答道。

原来，朱绍清 20 世纪 30 年代从温江师范毕业后，曾当过一段时间的教师。老人喜欢看书，特别是历史文学类书籍。老人的邻居告诉我们说："朱绍清老人 90 岁前还吹口琴呢！他长寿可能是与他爱看书报、吹口琴、下象棋有关吧。"

"他长寿的第二个秘诀，可能是他偏爱吃粗粮。90 岁前，我们做啥他就吃啥。90 岁后，他就慢慢地特别喜欢吃粗粮了。他喜欢吃红薯、馒头、豌豆、凉粉、玉米馍、南瓜、冬瓜和青叶蔬菜，这些全是我们自己种植的，不但环保，而且营养。"老人的二儿子告诉我们。

朱绍清老人生于 1916 年 11 月 9 日，养育了 8 个儿女，整个大家庭共 67 口人，现在已经是五代同堂。他常教育后辈们好好珍惜现在的幸福生活，多做善事、好事，多积德。后辈们不但十分听话，而且个个都比较有出息，更重要的是也很孝敬他，经常带老人出门转转，让老人看看祖国的大好河山。

老人告诉我们说，晚辈们争相给他送来好吃的、好穿的、好看的；一遇有喜事或好事，都跑回来告诉他，让他真切地感受到了这个大家庭的温暖和幸福。

朱绍清非常懂得养生。除了爱吃粗粮，对锻炼身体也相当重视。朱绍清的二儿媳妇告诉我们说，老爷子每天早上八点就会起床，自己动手漱口、洗脸；之后喝点淡盐水，吃早餐；早餐后小憩一会儿，就自个儿在村道上走一走、看一看，如遇到熟人，就聊几句天；上午 11 点，就拿着放大镜，坐到院子里看报纸；中午吃饭时，还把上午看到的新鲜事讲给大家听；午饭后，他虽不上床午休，但也要习惯性地在沙发上眯一会儿；下午 2 点，他写一下毛笔字，之后又出去走一走、转一转；晚饭后，与家人摆摆龙门阵，晚上九点多就会睡觉。

老人堂屋正中央张贴着一个大大的"寿"字，刚劲有力，这个字就出自朱绍清之手。

百岁老人：长寿三法

家住四川省自贡市桂花社区的徐淑权老人已经 102 岁，身体仍然健康，还能为家人煮饭裁衣。老人长寿有三大秘诀：常年饮食清淡自然、乐善好施、心态好。

老人从小从父学医，几十年来为不少人医治了疾病，却分文不取，而且数十年来坚持做好事，乐善好施，帮助了不少街坊邻居。老人的女儿说："这一年来母亲的身体稍微差一些了，但在一年前还帮着家里人煮饭、切菜、洗衣，甚至我们一大家 50 多口人穿的不少衣服、裤子、布鞋，都是她亲手做出来的，连年轻人都争着穿。最艰苦的几十年，她就靠这门手艺养育了我们几个子女。"

104 岁老太爱吃粗粮

在湖南省新化县上梅镇天华中路永兴街，有一位已经 104 岁的老太太欧元桃。虽然已百岁高龄、头发花白，但是她面颊和嘴唇依旧红润，牙齿大部分还在，耳朵、眼睛、大脑都很灵活，手脚也利索，看上去不过 80 岁。

欧元桃的女儿介绍，她母亲记性很好，"我觉得这跟她每天坚持打牌有关系。"原来，欧元桃满 80 岁后，总觉得脑子明显不如以前好使，女儿就帮她想了个主意，"我建议她每天打一两个小时牌，既活动手脚，也可以用脑。如今看来，效果真的蛮好。"从那之后，每天晚上欧元桃都会和外孙蓝二毛玩会儿牌，完成她每日的"脑力劳动"和手指操。

饮食上，欧元桃不爱吃肉，每餐都要吃蔬菜，尤其喜欢吃粗粮。"用时髦的说法，她是典型的粗粮控。"女儿说，"兴致来了会喝两口自家酿的米酒。"

老人另一个较为特殊的生活习惯是"特别讲卫生"，即便是严寒冬日，也坚持每天洗热水澡。每次洗澡时间要 1 小时左右，已经坚持 20 多年。老人八十多岁时常犯风湿，只有泡热水澡，病痛才能减轻，慢慢地她就爱上了洗热水澡。

欧元桃出生于贫寒农家，10 岁那年当了童养媳。婆婆对她要求十分严格，每天得砍柴、烧水、做饭、擦地。老人说："估计就是那时候养成的习惯，如今我哪天不擦擦地，就全身不舒服。"直到现在，她每天上午都挂着根拐杖，慢慢地擦一会儿地。

103 岁老人的长寿秘诀

2016 年 12 月 17 日，在四川省成都市果堰村的武科东四路，一口口热气腾腾的大蒸锅一字排开摆在路边，花生、鸡爪、牛肉、香肠等凉菜整齐地摆在一起。成都人一看就知道，又有人在大摆坝坝宴了。

原来，当天是成都 103 岁的刘祖树老人过生日，家人特在此摆上丰盛的坝坝宴，一是庆贺，让老爷子开开心；二是感谢亲朋好友一直以来对老爷子的关心，让他们面对面地了解老爷子及其兄妹四人的长寿秘诀。

刘祖树家现在已是五世同堂，最年长的刘老今年 103 岁了，他最小的重孙子今年 3 岁，整整相差了 100 岁。最让人羡慕的是，除了 103 岁的刘祖树，现场还来了三位白发苍苍的太婆，她们都是刘祖树老人的妹妹，分别是 100 岁的刘梦云、91 岁的刘梦清和 84 岁的刘梦秀。这是一个长寿的大家庭，四位老人的岁数相加有 378 岁。

谈到长寿秘诀，老人轻描淡写地说："没得啥子秘诀好说的，这么多年来，我和平常人一样，就这样平平淡淡地过来的。"

刘祖树的侄子告诉我说，家里四位老人为人和善，从不与他人争高低，看淡得失，心态好。在饮食上，他们都喜欢吃一点肉，尤其是回锅肉，只是老人牙口不好，所以要尽量炒软一点。他们每天还要喝一点点白酒，他们说，喝点酒，冬天能暖身、夏天能解困，酒少喝能养生，助人长寿。

起居有常的"寿星王"

湖南省怀化市麻阳苗族自治县 110 岁的黄银凤老太太看上去身体硬朗、精神矍铄，和亲戚朋友聚在一起其乐融融。生日当天，老太太身着一套苗家传统蓝布衣裳，拾掇得干净整洁，虽然头发白了，但她脸色红润，仿佛七八十岁。老太太身体健康，思维敏捷，而且性格豁达热情，看到有人前来祝贺，就赶忙吩咐家人搬凳子让座。老太太尽管耳朵有些背，但是脑子依然"灵泛"得很。"今天我奶奶整整 110 岁啦！是麻阳当之无愧的寿星王！"当听到孙女龙桂萍向笔者介绍自己的年龄时，黄银凤老太太马上纠正："其实，加上闰年闰月算起来，我应该有 111 岁了。"老太太还挺会算的呢！

老太太的小儿子龙宏友说，尽管老太太已年过百岁，但她现在起居还是很有规律。在饮食方面，老太太一直以素菜为主，从不过量，喜欢吃青菜、西瓜、柑橘等蔬菜、水果，很少吃鸡、鸭、鱼、猪肉等荤菜。平日吃饭，儿孙们劝她多吃点肉类荤菜，老人就要提意见："怎么不给我多夹些蔬菜啊？"

老人每天晚上八点左右就睡觉了，早上七点起床，中午还要睡午觉。老人每天坚持饮水，不吃酱油、味精等佐料，也不抽烟、不喝酒，而且老人一向讲究卫生、爱整洁，勤洗澡、勤洗脚、勤换衣服。老人现在一年四季都坚持每天用冷水洗脸。老太太的儿媳妇告诉笔者，婆婆一生热爱劳动，在老家锦和镇和湾村时，散步、做饭、种菜、喂鸡、做针线活是她每天生活的"五部曲"。"不用戴眼镜就能穿针引线，纳出的鞋垫让现在的年轻姑娘都自叹不如。"见笔者面露疑惑，老太太拿出自己的针线盒和未完工的鞋垫，当场给我们表演起来。不一会儿，一个针线均匀、构图精致的枫叶图初具雏形，堪称工艺品。

老太太生育了 5 个儿女，前后五代，膝下共有近百个子孙，这些子孙个个孝顺，常常带她去广场散步、看文艺表演，老太太乐在其中。在家人的悉心照料下，黄银凤老太太衣食无忧。老太太的孙女说："知道今天过生日，奶奶一大早便起床让我们帮她收拾，还在镜子前打扮了一番呢！"

江苏百岁夫妻的长寿秘诀

在江苏省邳州市新河镇龙化村，有一对相守了84年的恩爱老夫妻，他们是103岁的王鹏启和102岁的孔广英。难得的是，夫妻俩不仅双双跨入期颐之槛，而且身体依然健康，至今耳不聋眼不花。问起他俩的长寿秘诀，老人的回答很简单："健康的生活方式是长寿的根本。"

老人所住的村庄位于运河边上，空气十分清新。四间红砖盖成的小屋就是老人的家。四周种植的树木和蔬菜，将小屋围成了一个天然的院落。

两位老人育有三儿两女，如今已是五世同堂，大家庭共有70余人。小辈们非常有出息，对老人也很孝顺。如今，老人虽然自己能做饭，但小辈们却不让老人动手，由三个儿子轮流送饭。为了让老人安全出行，儿女们还在门口为他们砌了一个水泥斜坡，斜坡和村路连在一起，上面还有防滑措施。斜坡的一侧有树桩和绳子做成的扶手，虽然简易，却十分坚固。这条凝聚着儿孙们浓浓爱心的斜坡，被村里人称为"爱心通道"。

在饮食上，老两口不沾烟酒，大鱼大肉来者不拒，青菜萝卜也可度日。"一斤猪肉或者鸡肉我们老两口一顿就能吃光，我们就是'饭桶'和'菜桶'。"孔老太太幽默地说。

老两口一生相敬如宾，凡事有商有量，互相体谅。王老先生早年曾任教导主任和校长，说话也颇带文人气："成亲就是成为亲人嘛！如果为了一点小事就生气，既不利于健康，更不利于长寿。"他还说，"现在生活条件好，长命百岁已经不稀奇，活到130多岁的都有，但夫妻俩都活到100多岁的，全省就只有我们一对。实际上，只要两个人在一起，再穷的日子都是好日子。"

与花为友的百岁老人

在安徽省巢湖市柘皋镇，有一位与花为友的百岁老人，名叫谢瑞珍。1916年，她出生于柘皋镇一户贫困家庭，年轻时含辛茹苦把 4 个孩子养大，老伴 63 岁时去世后，她就跟小女儿一家生活在一起。现全家四代同堂，儿孙共有 32 人，儿孙们对老人都很孝顺。

老人喜欢栽树养花，家里院里栽有三四十种花卉，一年四季花不断。墙头栽有金银花、蔷薇；院子里栽有桂花、腊梅、石榴、茶花和各种月季花；花盆里栽有木兰花、兰花、杜鹃、海棠花、金钱花和各种吊兰等。老人特别喜欢木兰花、月季花、茶花，每天的时间就花在摆弄花卉上，为花卉除草浇水，看花、闻香、插枝，把花卉当宝贝。老人尤其喜欢陪来客观赏这些宝贝。谢瑞珍说："花草有生命，是我们的朋友。晚年能有这么多朋友相伴，我哪能不开心呢！"

小女婿刘玉贵介绍，老人身体硬朗，视力也很好，仅听力差点，一生很少生病。老人讲究卫生，经常洗头、洗澡，穿衣梳洗坚持自理，走路不拄拐杖。老人闲不住，爱做家务，缝补衣裳，拣选蔬菜，与人和善相处。

谢瑞珍生活很有规律，早睡早起，中午休息一个多小时，晚睡前用热水泡脚。自己洗衣，每天看电视两三个小时，尤其对新闻中国家领导人的活动，她都能说出一二来。老人饮食荤素搭配，小女儿、小女婿按照老人的爱好习惯，早晨准备了柘皋名点千张拌小菜、油条；中餐荤素搭配，精肉汤、烧鸡、蔬菜等；晚餐比较简单，一碗稀饭、一个馒头。

对今天的幸福生活，老人深有感触地说："如今我住的是花园式房屋，有这么多花草朋友陪伴我，女儿、女婿孝顺，日子过得非常幸福。我越活越有劲，我要活到 120 岁呢！"

百岁老教授的长寿经

2013 年 11 月 8 日，上海华东师范大学为著名作家、文艺理论家徐中玉教授举办了百岁诞辰庆贺会。来自全国各地的华师大校友、徐老的弟子及国内其他高校的知名教授等数百人欢聚一堂。老人虽然年事已高，但腰板依然挺直，精神矍铄，谈笑风生，表示"虽然年届百岁，但在有生之年，我还要继续努力，做一些力所能及的事"。老人的高寿与他的淡泊人生、不断学习、坚持运动等生活习惯有着一定的关系。

徐老是江苏省江阴县（现江阴市）人，1934 年考入青岛国立山东大学中文系；1939 年毕业后在中山大学研究院研究古代文论；1941 年起任中山大学中文系讲师、副教授。新中国成立后，老人历任华东师大中文系教授、文学研究所所长，上海作家协会第四届副主席、第五届主席，中国文艺理论学会会长等职。

几十年来，徐老一直居住在华师大二村教工宿舍，房子还是二十世纪建造的。徐老的女儿徐平介绍："父亲的生活非常简朴，饮食也是粗茶淡饭。九十多平方米的老房子里，书桌、五斗橱、沙发、茶几、床等，没有一件新式的，甚至有些柜面和把手部位都斑驳甚至脱落了，我们总想把房子装修一下，换一些家具，可父亲总不答应。"

平时儿孙们为他买的新衣，他从不穿，说是穿旧衣服舒服，脚上的一双羊毛保暖鞋已经打了好几块补丁，就连他戴的那副老花眼镜也是在地摊上花 15 元钱买来的。然而老人也有他的"宝贝"，那就是他珍藏多年的书籍。曾有人估算：老人的藏书有五万多册，涉猎之广，如同一个小型的图书馆。

徐老高寿的另一个原因是坚持用脑，不断学习。几十年来，徐老一直保持着学习的习惯，在"文革"期间也从未间断。1957 年，徐老被打成右派，在此后的近二十年中，他一直被剥夺写作和发表文章的权利，所能书写的，除了监改日记，就是批判材料和自我检查。然而就在那段日子里，他依然阅读了七百余种书籍和资料，并做了数万张卡片，总计千万字。

退休后，老人依旧担任华东师大中文系名誉主任，并兼任四个国家级学会的名誉会长，两家研究机构和几家学术期刊的顾问。在卸任所有的社会职务后，老人仍每天戴着老花眼镜或手持放大镜，一如既往地为他写过或编过的书纠错。他在阅读报刊时，看到好的文章就剪下来，再根据不同的主题装在不同的文件袋里。"这样我写文章时，查资料就很方便了。"老人说。

徐老的高寿和他耿直的秉性也有一定的关系。从处世上来说，耿直的秉性并不一定招人喜欢，但从养生角度来说，秉性耿直、有话就说的人要比一些沉默寡言的人长寿。现代养生学也认为，秉性耿直、坚强刚毅、坦率直爽、忘我无私是长寿老人的共同特点。

饮食上的粗茶淡饭是徐老高寿的又一个原因。老人早上吃的是牛奶、麦片加鸡蛋；中午吃一小碗饭再加番薯类的粗粮；晚上则是馄饨、面条之类的面食，再加一点花生米、两瓣大蒜。若说有什么特别喜欢的口味，那就是喜欢吃甜。

老人的生活也没有固定的规律，随遇而安，率性而为。他每天六七点钟起床，早餐后就开始看书读报，看累了，就在床上躺一两个小时。老人爱运动，每天到楼下小区或是附近的公园散步，这一习惯已经坚持了二十余年。对此，老人十分自得，他说："我是上海的健康老人，我的秘诀就是走路。每天要走一个多钟头，从家里到公园，不停地走，走路有什么稀奇的，贵在坚持。"

幽默，也是徐老高寿的原因之一。老人曾幽默地用回力球鞋的广告语比拟一些知识分子，称其"物美、价廉、耐磨"。实际上，这也是老人自身的写照，"物美、价廉"自不必说，而"耐磨"则体现了老人凡事不计较的坦荡胸怀。

上海复旦大学中文系教授陈思和为徐老的百岁诞辰赋诗一首：

文界天王尊海上，无私无欲则威刚。

风被劫后青松柏，雨雪行前赤叶霜。

修水残年豹愁隐，香山晚岁鹤闲翔。

新苗恨不长千尺，犹忆丽娃逢盛唐。

诗虽不长，却令老人的为人和硬朗的风骨跃然纸上。

一辈子没进过医院的110岁老人

湖北省有一位老人110岁了，一辈子没进过医院，黑发比儿子的还多！这位老人名叫陈国清，出生在清朝光绪年间，家中五世同堂。现在老人依然声音洪亮，身体健康。

每天就吃两顿饭

由于早年生活困苦，陈国清老人多年来养成了特殊的生活习惯——每天只吃两顿饭。一般早上8～9时吃早饭，下午2～3时吃第二顿饭，晚上不吃。如果晚上实在饿，她也只吃一点饼干。

其实"每天两顿饭"的做法从古就有。古人只吃两顿饭，不吃晚饭。中医和佛教都有"过午不食"的说法。所谓"午"，就是11～13时，过了下午2时就不能再吃饭了。虽然有"过午不食"的说法，但专家并不是让大家真的不吃晚饭，而是提倡晚饭要少吃一点，吃个半饱、七分饱足矣。晚上吃得太撑，确实对健康不利。

爱喝四宝粥

陈国清目前牙口不太好。她从很早的时候起就坚持每天都喝"四宝粥"。这四宝粥以大米为主，配以红豆、玉米粉、红枣，也可以再配上一些燕麦片、小米、红薯等，再用高压锅压得稀烂，这就是老人的早餐。老人的中餐更是简单，主要是蔬菜，每一两天吃一点肉类，老人每餐吃肉在三块以内。老人从不吸烟，年轻时偶尔喝一点点酒，现在则是烟酒不沾。由于膳食合理，老人现在没有高血压、糖尿病等慢性病。

研究发现，对于长寿老人来说，肉更像是一种作料，每周一两次，量很少，他们以蔬菜等植物性食物为主。而现代人患高血脂、高血压、脂肪肝、血管堵塞等都与肉类吃得太多有关。

想长寿不能懒

陈国清老人一生爱运动，因此一些疾病也远离她。即使已经 110 岁高龄，她仍然坚持做力所能及的运动。

笔者走进老人的房间，发现虽然较为简陋，但是非常整洁，各种物品摆放得井井有条。老人生活基本能够自理，能拖地扫地，换下的内衣也是老人自己洗。她每天晚上都要用热水泡脚。

能吃药就不打针

老人一辈子没有生过大病，其养生方法还有一个独特之处，那就是如果生了小病，能吃药就不打针。老人认为如果一点小病就去医院打针，容易产生抗药性，以后不好治疗。

老人除了注重养生，保持心理平衡也是其长寿秘诀。老人一生见证了巨大的社会变迁，但一直保持一颗平常心。以前生活贫困的时候，不羡慕别人，安于现状；现在生活好了，懂得感恩，保持平和的心理状态。

109 岁健康老太：一天两餐入睡早

80 多岁上街卖冰棍，90 多岁还在捡废品……在湖北省武汉市武昌区珞珈山街社区，109 岁的朱兰英是远近闻名的长寿老人。据武汉市民政局资料显示，生于 1908 年的朱兰英是武汉市目前最长寿的老人。

109 岁只住过一次院

除了耳朵背、眼睛花、腿有风湿，老人身体没有其他毛病，能自由行动。女儿张新其说，有医疗机构免费为老人体检，主要身体指标都正常，老年人常有的心脏病、高血压、高血脂等老年病，母亲一样都没有。

张新其说，从她记事起，母亲仅在七八年前因为肺炎住过一次医院，一周后就病愈出院。平时有点感冒咳嗽基本不去医院，喝点中药就治愈了。

让人惊奇的是，和其他百岁老人满头白发不一样，朱兰英的白发里夹杂着很多黑发。张新其说，以前母亲的头发都是白的，但是这两年竟然又长出了黑头发。

一天两餐定时吃饭

"一天两餐定时吃饭，不吃荤爱喝汤。"说起朱老太的长寿经，82岁的女儿张新其如是总结道。

每天早上7时，朱兰英就起床，自己洗脸、穿衣服，吃完早餐后在院子里散步或者坐着和邻居聊天；中午12时前吃午饭，不睡午觉，继续坐在院子里；到了下午5时，朱兰英不吃晚饭，按时上床准备睡觉。张新其说，母亲白天大部分时间在屋外，哪怕是冬天，也要穿着厚袜子坐在外面，她觉得这样敞亮。

朱兰英一日两餐，清淡又简单，早上吃热干面、糖包子、汤圆等，中午吃二两饭，基本不吃荤菜，但是一定要喝汤。以前，朱兰英还吃饼干等小零食，但这两年零食也不吃了，就一日两餐，喝白开水。

女儿悉心照料母亲

如今，张新其每天清晨去菜市场买回一天的菜后，便会在家中陪伴母亲。每一餐饭，她会遵照母亲的口味悉心准备。见母亲容易感冒，她便在自家院前种上紫苏、鱼腥草等中草药，帮助母亲增强抵抗力。听说薄荷有助于老年人肠胃消化，她时常用自家种的薄荷熬粥。

每个周末，张新其的儿女们总会轮流带着儿孙来看望朱老太。今年初，朱老太又添了一个玄孙。"今年过年的时候，全家五代人照了张大全家福！"张新其笑着说。

百岁"老石油"：乐观不生气

出生于1915年的张义和老人在去年9月成为胜利油田首位百岁"老石油"。这意味着曾投身胜利油田建设的首批石油人中，出现了首位百岁寿星。

张义和的二女儿张若芬回忆，父亲原籍在山东省博兴县，年轻时当过建筑工人，1970年为支援胜利油田建设调入建工指挥部工作，1982年在孤岛退休。

他与老伴育有三儿三女，如今四世同堂，大家庭有近 30 口人。

100 岁的张义和老人思路清晰，儿孙的名字都能叫得出来，头不晕、眼不花，日常生活能够自理。

张若芬透露，父亲之所以长寿，遗传基因可能是重要因素。她的爷爷活到 80 多岁，大爷、二大爷和四叔都活到 90 多岁。不过，张若芬认为，父亲长寿关键还是性格随和，乐观健谈，从不发火，儿女们从来没有挨过他一巴掌。老人心胸宽广，不计较得失，处处为别人着想。譬如，他新中国成立前后曾在部队后勤和工区工作过，但由于档案记录不全，所以工龄计算较短，有关部门建议他去原单位出具证明，他却为了少给别人添麻烦而放弃了。

此外，张义和老人在饮食上不挑剔，不抽烟喝酒，不好大鱼大肉，作息很有规律。

百岁老奶奶：吃得好不如心态好

100 岁的老寿星刘桂兰老人，身体依然很不错。老人登山爬楼不打怵，做饭缝纫样样行，一口气能做 60 多个"俯卧撑"。"吃得好，住得好，比不上自己心态好。要想长寿最重要的是放宽心，做好事。"

刘桂兰老人是山东青岛即墨市（现即墨区）下泊村人，她 14 岁时成为同兴纱厂（国棉八厂的前身）的一名童工。新中国成立后，刘桂兰老人在国棉八厂干了近 30 年。

"我母亲一直是个热心肠，当年我妹妹才两三岁，母亲下班后背着妹妹去走访厂里的贫困户，一年到头没有几天能留在家里好好吃顿饭。"她的儿子称，舅舅的女儿两岁时，舅妈就去世了，母亲把侄女接回家抚养，对她比对亲闺女还要好。母亲从单位退休后，很快在社区居委会"再就业"了。刚到居委会工作时，母亲被人叫作"三姐"，后来成了"三姑"，母亲 70 岁离开居委会时，已经被人叫"三奶奶"了。虽然离开了社区居委会，但老人为大伙儿服务的心还在，到现在 100 岁了，她还每天拿着笤帚打扫楼院。

"我们家从 40 多年前大姐参加工作起就有一个传统，每周日晚上全家人都要聚会一次，只要在青岛的家人一定要来。"儿子称，母亲有 5 个孩子，如果全家人都聚齐了，周日聚会有 33 人。

刘桂兰老人每天都做"俯卧撑"。老人做的"俯卧撑"与众不同，她用双手撑着石桌子，腰部用力前后摆动，一口气做了 60 个"俯卧撑"才停下。她紧接着到旁边的健身器材上压腿、"荡秋千"，最后还连续踢腿 10 多下，直到额头冒汗，才满意地停下来。老人骄傲地说，自己的身体在周围的高龄老人中是最好的，很多老人冬天就愿意"猫"在家里，怎么叫都不出门，这样过日子既没有生活质量，也不利于身体健康。刘桂兰老人称，运动是最好的养生方法，前两年她还经常去爬山，或者到海边溜达，这两年上了岁数，孩子们不让去远的地方，但她仍然坚持每天出门锻炼两次，每次最少锻炼 40 分钟。

老人锻炼结束回到家后，就一头扎进厨房，跟儿媳妇和女儿们一起准备晚上家宴的饭菜。她女儿说，母亲现在生活完全能够自理，不但如此，还在继续照顾着家里人。老人经常踩缝纫机缝衣服，还给家里人织毛衣。近几年为了补充营养，母亲也开始吃一些蛋白粉和维生素。"我认为吃得好、穿得好，不如人的心态好。老人首先得自己想活着，觉得活得开心，才能活得长久。"刘桂兰称，自己现在四世同堂，全家人相处得非常融洽，自己和儿媳妇从来没红过脸，儿媳妇和自己的 4 个女儿和睦得就像是亲姐妹。她说儿孙们对自己这么孝顺，在这样的家庭环境里，才能健康长寿。

107 岁的浙北"长寿第一人"

在浙江省安吉县西南的章村镇郎村，住着目前浙北长寿第一人——107 岁的叶满美。老人穿着薄棉袄，头戴毛线帽，显得很精神，和小辈们围坐在一起，一边烤火一边搓手。

叶满美出生在安徽宁国市仙霞镇的一个大户人家，家中七姊妹，她排行老五。20 岁那年，叶满美嫁进了章村雷家，育有五女一男。在子女眼里，父母这辈子什么事都是有商有量的，几乎没有红过脸。无论环境多艰苦，叶满美和丈夫雷桂开总是能举案齐眉、共同进退。40 多年前，丈夫去世，叶满美受到前所未有的打击，好一阵子才缓过来。在左邻右舍眼里，叶老太脾气极好，从没跟谁红过脸，更别说是吵嘴了。

叶满美是个勤快人，年轻时家务活和地里活一把抓。百岁以后，还每天早上到村里走走，回来扫扫地，一见有衣服没洗、柴没劈，她就亲自动手。

快到中午光景，叶满美的曾孙媳正在准备午饭，厨房里飘出了炖红烧肉的香味。老人似乎早就闻到了，露出孩童般的笑容。"老阿太最爱吃红烧肉，每次都能吃好几块。"百岁老太最爱吃红烧肉和猪蹄，几乎全村人都知道。直到现在，她每周必吃一次红烧肉，每次吃一大碗。

有意思的是，每次吃饭时叶满美都显得很"害羞"，很少往自己碗里夹菜。每回都要小辈们不停地往她碗里夹菜，直到放不下。老人倒也很享受这种被孝顺的感觉，越吃越有劲。

"闲事不管，饭吃三碗。"老人的长寿秘诀被四女儿雷菊娣总结出来。其实，说的就是她心态好，遇事不急不躁，再加上平时锻炼有度，自然没病没灾。问她如今无聊时做些什么，老人笑道："陪着玄孙看动画片。"前几年，子女陪老人去医院做身体检查，发现老人身体很健康，她还获得了第八届全国健康老人称号。

"她的眼力比年轻人还好！"几年前的一天，叶满美看见孙子穿针线半天也不行，笑着说她试试，竟一穿就成功了。老人的儿媳说，平时老人除了喜欢帮家里扫扫地、劈小柴、晒红豆等做些轻便的家务活外，还爱干一些缝缝补补的活。老人穿的袜子、身上的衣服开了口子，都是她自己缝补的，别人帮她，她还不让。

每年春节是家里最热闹的时候，儿孙们带着美食从四面八方赶回老家，陪老人过节。现在，叶满美家五世同堂，大大小小在世的晚辈加起来有97人，最大的女儿80岁，最小的玄孙也11岁了。

百岁夫妻恩爱，相濡以沫八十载

老两口双双过百，一个生于1915年6月27日，今年101岁；一个生于1916年2月7日，今年100岁，这对百岁夫妻一起走过了八十余载的风风雨雨。"死生契阔，与子成说。执子之手，与子偕老。"湖北省襄阳市老河口市孟楼镇柴岗村的韩国全、冯四姐这对百岁老夫妻用实际行动诠释了这句古诗的真正含义。

他叫"花绒"，曾挑着棉花担子日行百里

村民们都称韩国全为"花绒"，他除耳朵有些背以外，身体很硬朗。年轻时，韩国全挑着棉花担子，游走在河南邓县（现邓州市）与湖北襄阳、十堰之间，日行百里，靠贩卖棉花养家糊口。所以大家送给他一个外号"花绒"。新中国成立后，他曾任大集体的队长，带领村民日夜挣工分。90多岁时，他依然能干农活。

74岁的柴岗村老支书表示，老韩一辈子埋头务农，养育了一家老小。近几年，孩子们都当爷爷奶奶了，老两口仍闲不住，在自家院内开个小菜园，还整天忙活着编织笤筐。村妇女主任李永姐说："去年他都100岁了，还骑着电动三轮车，在镇上摆地摊子卖笤筐。"

她叫"冯拍子"，一辈子喜欢走东家串西家

老奶奶名叫冯四姐，看上去像80岁的老人，拄着一根龙头拐杖，在院子里来去自如。她18岁时嫁给韩国全，如今已有八十余载。冯奶奶有个嗜好，一辈子喜欢走东家串西家去唠嗑，因此村里人都叫她"冯拍子"。她还是姑娘时，家住竹林桥王河村，当年为躲避战乱，跟着父亲四处讨饭，吃过不少苦头。

相濡以沫八十载，夫妻恩爱也拌嘴

80多年前，老两口就住在这儿了，小院后面种有一亩多竹林，屋前有一口百年老井。韩国全从小喝这口井里的水长大。冯奶奶说，每逢干旱时，村里其他4口井都干涸，唯独这口井依然涌出甘甜的水。如今，村里村外都用上了自来水，可老两口还是挑这口古井水洗衣、做饭。

韩大爷一辈子不吸烟、不喝酒，也不打牌，最大爱好就是编笤筐。冯奶奶一辈子最爱凑热闹，遇上了高兴事，她偶尔会品口小酒。

冯奶奶说，他们夫妻之间也曾斗过嘴、打过架。前不久，老伴生病赖床，她便掀开被子打其屁股，喊他起床编笤筐。老伴无奈起床，当天就精神抖擞，小感冒全好了。言语间，无不流露出他们的童真和甜蜜。

居于陋巷的百岁老人

"一箪食，一瓢饮，在陋巷，人不堪其忧，回也不改其乐。"在《论语》中，孔子对爱徒颜回淡然的生活态度赞赏有加。对于101岁的颜翠凤而言，这也是她的"颜氏"处世哲学。颜翠凤的家在浙江杭州建国南路的一条小巷子中。

颜老太并没有波澜起伏的人生经历，却有着一份特别从容的人生信念。颜老太的房间十分简朴，一张方桌、两张床、三个历史悠久的大柜子，便是她所有的家当。

对于物质的富足，颜翠凤从不刻意追求。简简单单与家人相守，便觉"人生之大幸"。"我妈妈性格很好，无论是邻里还是家人，永远和和气气。"说起母亲的好，小女儿徐宝珍虽不善言辞，但也难掩对母亲那份关爱的感激之情。

如今，颜翠凤和84岁的大儿子住在一起。虽然生活条件不是最优越的，但她说只要能守着儿女们生活，就知足了。在一家子的记忆里，家庭是从未争吵的其乐融融之态。

女儿徐宝珍回想起过往母亲的身体，有些心疼。颜翠凤因为小时候家庭贫穷，身体缺乏营养，落下了病根。她年轻时常头晕难受，气色也不好，只身带着几个孩子在杭州生活，每日起早贪黑。几十年下来，她却从未对生活有过任何抱怨，不管日子多么苦，她总是积极从容地面对。

"说来也奇怪，母亲到了七八十岁之后，身体反而硬朗了。"徐宝珍说，"你们看，妈妈的头发依然只是花白，且黑发居多。比起同年龄的其他老人，她做起事来，手脚还是麻利得很。"

对于长寿，常有邻里街坊询问颜老太的保养秘方。颜老太笑说："哪有什么保养秘方，我们这代人没有什么特别的养生观念。"

颜翠凤说，自小生活比较苦，饮食上无营养可言，饱腹便已幸运。90岁前，颜老太的餐桌上，三个小菜一个汤是标配。后来，大儿子找了一个保姆来照顾母亲，饮食以清淡为主。不自觉中，颜老太选择了一种简单的生活方式，她说："习惯了。"

天气好的时候，颜老太会去弄堂里坐坐，和熟悉的朋友们聊聊天、说说话。"你家大胖孙子怎么样啦？""你家儿子结婚了没？"老太太对这些家常清楚得很呢！唠完家常，颜老太会在弄堂里散散步。现时，杭州的天气还有些湿冷，颜老太便起床坐于竹椅上，静静坐上两三个小时。

百岁夫妇的养生经

北京有对非常有名的老夫妇，丈夫秦含章，107 岁，中国食品工业协会白酒专业协会名誉会长，业界称其为"酒界泰斗"；妻子索颖，93 岁，著名营养学专家，中华医学会北京营养师学会副主任。最让人吃惊的是，夫妻俩每年要乘坐十几次飞机，体检结果是身体各项指标正常。高龄又健康，夫妇俩真是令人羡慕。这对百岁老人的养生方法其实很简单，简单到我们每个人都可以复制。

老年人少吃多餐最好，一天最好吃五顿。这个理念在二人身上很好地实践了。下面是他们每天的食谱——

早餐：一袋半牛奶（共375毫升）、咖啡（加少量糖或蜂蜜）、两片烤面包。

午餐：主食是一份很软的米饭、一个豆包或花卷之类，粗细搭配；菜品一荤两素，搭配豆制品。

下午三点：榨一杯鲜橙汁。

下午五点：喝一袋牛奶或一杯咖啡，偶尔吃两片饼干。

晚餐：一碗杂米粥，里面有大米、小米和江米，两只豆沙包，一只鸡蛋（有时做成蛋羹），还有一份青菜泥。

这样的饮食，他们坚持了几十年。

做饭要求：软饭、烂菜、热汤

索颖做饭有专门要求：软饭、烂菜、热汤。这是因为老年人牙口不好，就要吃软、吃烂，便于吞咽消化。每天早上喝牛奶，吃带草莓酱的面包，草莓酱是自己做的。同时，吃一片复合维生素。中午是蔬菜泥、高汤、软米饭。特别要说的是汤，一般是鸡汤、排骨汤、牛肉汤。晚餐基本上是馄饨、油菜鸡汤面换着样吃。老伴每天都吃鸡蛋。

过冬常喝罗宋汤

一到冬天，喝得最多的就是罗宋汤，酸酸的味道，特别开胃。索颖家做的罗宋汤，主料是牛肉，配料是西红柿、胡萝卜、土豆、芹菜和葱头。

常喝葡萄酒

关于喝葡萄酒的好处，索颖深有体会。二十世纪四十年代，索颖在辅仁大学读书。"肚子饿，再加上室内空气不好，晕倒在地。老师是德国修女，立即叫同学把我抬到室外，灌了大半杯葡萄酒，一会儿就醒了。"从此索颖就常喝葡萄酒。吃牛肉、羊肉、猪肉时，喝点红酒有助于消化吸收。需提醒的是，每日饮红酒不应超过100毫升。

站着写毛笔字

如今，秦老最大的运动就是赋诗写字，而且是站着写！每次他都很用心，写完会出一身汗，汗比较多时，还需要换件衣服。索颖说，老伴的血压、血糖和血脂等其他指标都正常，这和老伴写书法、坚持工作，以及自己的科学饮食安排和精心照顾是分不开的。

有颗年轻的心

秦老自从年龄大了，运动就少了些，也很少下楼，走路都是慢慢的。不过在早起下床之前，他都会做做"脚蹬自行车"的运动。具体做法是"两手抱头，两腿蹬得很起劲"。

作为"酒界泰斗"，秦老仍会参加一些社会活动。他说："老年人要保持年轻的心，多培养兴趣，多参加社会活动，这些很重要。"

记忆力惊人的 101 岁寿星

家住中山大学南校区的郭逢吉，已经 101 岁了。老人的听力虽然不如从前灵敏，但依然坚持每天收看新闻节目、学习党的纲领。在百岁寿宴上，他一字不漏地背诵出社会主义核心价值观，记忆力甚是惊人。他有什么长寿秘诀呢？

郭逢吉生于 1915 年 11 月，是山西省临汾市襄汾县人。1937 年初，受当时形势的影响，他参加了山西救国牺牲同盟会，从此走上革命道路。

由于工作勤恳、恪守职责，郭逢吉于 1950 年被调派到北京参与中国人民大学的筹建工作，并担任校长办公室主任、校档案馆馆长等职务。1962 年初，他又接到中央教育部的调令，到广州任中山大学总务长一职。

郭逢吉回忆道："当时大学实行'三长负责制'，由校长、教务长和总务长共同管理学校的教学、行政及后勤工作。除教学事务外，校内的许多大小事务都由总务长负责。"只要完成了手上的文书工作，他便会在校园内四处巡查，看看哪里需要翻新、维修，每天都会走上几个小时。

直到离休后，郭逢吉都没有改变每天在校园内四处"奔走"的习惯。虽然近几年老人的腿脚已经不太利索，但仍坚持"走出家门，不出校门"的原则，每天跟外孙女到校园里散步。可以说，运动是郭逢吉最好的保健品。

外孙女李丽华说："外公有糖尿病，所以多年来都是少吃多餐，而且营养搭配要均衡，这样血糖才能保持稳定。"

郭逢吉每天晚上 8 点上床睡觉，第二天早上 6 点准时起床，洗漱完便开始吃早餐，牛奶、鸡蛋、馒头、红薯都是他的"心水之选"，而且馒头必须是从学校饭堂买的，那是老人的最爱。稍作休息后，外孙女开始陪他到校园散步半小时，呼吸一下新鲜空气。

接着，老人又回到家中一边读书看报，一边品茶吃水果。"他喝茶非常注重季节性，通常在夏天喝绿茶，降脂排毒；冬天喝红茶，舒张血管。这样才符合适时养生的原则。"李丽华说。

老人的午餐和晚餐基本上都是鸡肉、猪肉、鱼肉轮换着吃，配合时令蔬菜及汤水一起，从不挑食。每天晚饭后，郭逢吉会看看电视新闻，了解时事及国际形势，学习党的纲领，并且记在心里。

百岁寿星的长寿秘诀

3月14日是陆忠贤老人五世同堂共庆百岁寿辰的日子，据说90多岁的时候，老人去医院检查，医生惊叹老人的各项指标竟都是标准的，即使是年轻人也不见得这样健康。谈起长寿秘诀，陆忠贤握起98岁老伴沈婆婆的手说道，长寿都是靠着老伴的陪伴。

老人的儿子陆维明说，父亲有3个女儿、1个儿子，每个人都身体健康，如今他们家五世同堂，共有76人。

虽然子孙后代总围着自己转，但是到底有多少个儿孙，陆忠贤老人还真未仔细算过。"四个孩子、十几个孙子，还有曾孙、玄孙……"老人像个孩子一样，掰着手指算了一遍又一遍，最终也没算出具体有多少儿孙。

"爷爷虽然算不清我们这一大家子到底有多少口人，但是他认得每一个孩子。"曾孙辈媳妇彭梅菊说，她如今也当妈妈了，家族中最小的晚辈也1岁多了。说话的空儿，陆忠贤老人小心翼翼地把蛋糕喂给最小的玄孙。

陆忠贤老人没有什么爱好，一辈子不吸烟不喝酒，但每天的新闻联播都会准点收看，对于最近发生的事，他比其他人都清楚。他平日没事，就爱四处走走，至今每天仍坚持步行半个小时，遇到无所事事、打牌喝酒的年轻人就免不了唠叨几句，劝说对方多学文化。

一提起老人的长寿秘诀，家人异口同声地说是"家庭和睦"。虽然经济条件一般，但是陆忠贤老人什么事都爱操心，晚辈们有事也习惯向他"汇报"。谈起长寿，陆忠贤握起沈婆婆的手，慢慢地说道，这辈子长寿都是靠着老伴的陪伴，"我更感谢有她，这么多年，哪怕困难时期，她也没有离开过我。"沈婆婆听了，挽着陆大爷的手笑得合不拢嘴。

百岁姐妹：长寿只因不生气

在河北省辛集市新垒头镇摇头村，生活着一位已 102 岁高龄的老太太，而在距离老人所在村 4 公里之外的杨方村，生活着她 99 岁的妹妹。这对姐妹在经历了一个世纪的风雨后，依然快乐地生活着。那么她们的长寿秘诀是什么呢？

李素台老人的身份证显示其出生于 1914 年 8 月 26 日，今年已经 102 岁。满头银发神采奕奕的李素台老太太虽满脸皱纹但思路清晰，尽管耳朵有点背，但老人说话底气很足。"母亲年纪大了，耳背得很，尽管这样还是很爱与人说话。"小儿子张太川说。由于左腿受伤，老人只能坐在炕上。

说起这一辈子，李素台总是摇头。102 年，老人觉得太久了，年轻时很多事，老人如今已经记不清楚，就连老伴张鸿臣也已经去世 30 多年了。李素台育有四个儿子和一个女儿，最大的已经 77 岁，最小的也已经 63 岁。粗略一数，五世同堂，家中人口已达 59 人。

李素台老人总是念叨自己的亲妹妹李素亭，虽然两人相距只有几公里，但老人已经有一年没与妹妹见过面了。妹妹李素亭育有七个子女，其中，大女儿杨铭铭已经 77 岁高龄，最小的女儿杨玉铭也已 59 岁。按约定，其中六个子女每月一轮换，李素亭一年下来会在每个孩子家里住上两个月。

看起来和姐姐一样瘦小的李素亭，身体很是硬朗，靠着手中的一根拐杖，老人走起路来步伐很快。"要不是近几年听力下降得厉害，她还坚持和老朋友们打麻将呢！"李素亭的五女儿杨会铭说，四年前，老人每天都会找人打会儿麻将牌，基本能连着打上两圈牌，一直都特别精神。

说起两位老人的长寿秘诀，家人总结道，首先要注意饮食，少吃肉，多吃青菜；其次是多睡觉，但最重要的养生法是不生气。"只有心情好，爱笑、高兴，老人才能过得幸福、活得长久。"

对于未来，李素台的子女们都希望母亲能恢复健康，如果能够再次站起来，那就是全家人最开心的事儿了。李素亭的孩子们则表示，母亲马上就要 100 岁了，希望老人健康长寿。两位老人的子女们都希望这对老姐妹可以多见面多聊天，这么多年来，姐妹俩从没有合过影。孩子们希望，今年两家人能有团聚的机会，能为姐妹俩照张合影，也照张全家福，让记忆留存，让这对百岁姐妹一同笑对今后的人生，颐养天年。

百岁老人心胸豁达、家庭温馨

江苏省南通市通州区平潮镇新生村的刘翠老太最近刚过百岁寿辰。这位百岁老太太面色红润、身体健朗。据她的二儿子王天国介绍，老人膝下有三儿四女，子孙后辈85人。老人一生性格开朗，为人非常开明，虽然年岁已高，但耳聪目明，平时还能穿针引线，制作猫头鞋；闲暇时，除帮助儿孙干些力所能及的家务活，还喜欢与左邻右舍拉拉家常，打打长牌娱乐。

老人长寿的秘诀主要有两点：一是心胸豁达大度，二是儿孙们给老人创造了一个温馨和睦的生活环境。老人家饮食起居很有规律，吃饭吃菜从不挑拣，与儿孙们相处融洽，与左邻右舍也相处得非常和睦。儿孙们对老人都十分孝敬，家中每逢大事都会主动与老人商量，只要老人开心，大家都会谦让老人。老人的一些晚辈在外面工作，每次回家都会先去看望老人，还带上老人喜欢吃的糖果等礼物。老人的开明还体现在体谅儿女、带头移风易俗上，这次百岁寿辰，儿孙们想好好庆祝热闹一番，可老人家不同意，她对儿孙们说："你们的心意我懂，可不要为我乱花钱，自家人聚聚就得了。"

无声世界里的 102 岁快乐寿星

由于年龄的原因，家住沈阳市皇姑区辽河街道军区社区、今年102岁的娄思玉老寿星已经基本丧失听力。不过，老人每天仍保持着快乐的心境。

"快乐三宝"——照镜子、叠衣服、穿彩袍

娄思玉的老家在康平，在沈阳居住了近60年。她90多岁的时候还常去北陵公园扭秧歌，101岁的时候还能下楼散步。到了102岁，老人听力下降得厉

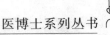

害，腿脚也不如从前利索，就很少出门了。

不过，听不见声音、足不出户的日子并没有影响老寿星快乐的心境。人们发现，只要把镜子举起来，看见自己的娄思玉就会情不自禁地笑，然后认真打理自己整齐的白发。家人说，这是娄思玉让自己开心的方法之一。此外，老人还有一个习惯——叠衣服。从早上四五点起床那一刻开始，娄思玉就会翻出自己平时不穿的衣服来，一件一件重新叠好，之后将其打乱，接着再次叠好。娄思玉的家人说，老寿星干了一辈子家务，因此过不惯手头没有家务活的日子。她这样叠来叠去，可能就是为了充实生活，不让自己闲下来。

不过，上面这些还不是让老人开心的最大"活宝"。娄思玉最高兴的时候是有很多亲人回家过节、过生日的时候。每当此时，老寿星就会悄悄回到自己的卧室，半天不出来。而等她重新站在大家面前时，大家都会眼前一亮：老人身着跳秧歌时穿的大红袍子，端庄地站在那里。原来，穿艳丽的衣裳，享受家人赞美，是让娄思玉格外高兴的事。

"养生妙招"——早晨吃鸡蛋，马齿苋蘸酱

娄思玉的家人介绍，老寿星的生活非常有规律：早晚吃稀饭，不吃炒菜只吃炖菜，饭前饭后各饮半杯水。另外，老寿星从 20 世纪 70 年代起每天吃 2 个鸡蛋，最近几年改成每天吃 1 个鸡蛋。总之，这鸡蛋吃了 40 年，从未断过。老寿星还喜欢吃马齿苋。以前能出门的时候，她经常在北陵公园挖马齿苋，回来洗净后直接蘸酱吃。

生活中，老人有很多绝活让人折服。据娄思玉的女婿回忆，当初没结婚的时候，未婚妻没有什么像样的衣服。可是就在结婚当天，妻子却穿上了淡青色、带着柳条花纹的旗袍，如国画中的清丽女子站在面前。原来，这身漂亮的旗袍是岳母娄思玉在短短几天内做出来的。娄思玉做旗袍的手艺早在十几岁时就练成了。此外，老寿星的厨艺也堪称一绝。老人烙的春饼很薄，薄到透过饼能看见细小的汉字。

爱喝姜茶的 103 岁老人

湖南省株洲市的甘德珍老人，现已 103 岁高龄，虽满头白发，但修剪得很精神，面色红润，皱纹也不多，看上去不过 80 岁左右。

"我这辈子都没进过医院！"老人自豪地告诉笔者。一旁的儿媳妇陈安定却笑说她是在"吹牛"，说她婆婆唯一一次入院记录是在前年，因为得了白内障。对于小病小痛，她一贯不看医生也不打针吃药，让它慢慢自然痊愈。

这么好的身体难道是吃了什么补品？陈安定笑着把"补品"端了出来，竟然是一碗刚切好的生姜丝！老人很爱喝姜茶水，每天早晨起床后做的第一件事就是打来井水，烧开后，放上花生、芝麻、生姜和茶叶，泡一杯生姜茶，这就是老人每天必喝的饮料。老人认为喝姜茶能暖胃防病，因此坚持了很多年。但老人喝姜茶特别讲究，只在早晨喝，上午九点之后就不喝了。

"你们年轻人要注意，不能暴饮暴食，吃五六分饱，身体比较舒服。"面对年轻人，老人常常传授她的养生之道。

百岁寿星：满头乌发

住在沈阳市砂山街的南国士今年已经 102 岁。南国士有很多特别的地方：面色红润，皱纹不多；虽年过百岁却满头乌发，没有老年斑；能乘坐公交车走亲访友，对国家大事如数家珍。

吃大蒜吃掉脑血栓

老人曾经通过体检知道自己脑袋里有一块血栓，他发愁了："我年纪轻轻咋能脑血栓呢？"于是便注意收集治疗脑血栓的办法。后来，他听说吃大蒜能够化解血栓，于是每天拿大蒜当零食吃，一瓣蒜分两口吃，中间喝温开水缓解辛辣。结果，南国士在前一阵子接受体检时发现，自己的血栓和动脉硬化基本消失了。南国士说，这都是大蒜的功劳。

每天早晚必做"呼吸操"

南国士向大家展示了自己的养生秘诀——呼吸操。只见他挺直上身，双臂向两侧尽量打开，然后向上举起，与此同时用肺和腹部吸气。吸满后，他将双臂于体前缓缓放下，同时呼气。南国士说，呼吸操要每天早晚各做一次，并且一定要在树底下做。

此外，南国士还有一年四季用冷水洗头、洗脸的习惯。他还喜欢闲着没事拿潮湿的毛巾用力搓自己的后腰。这些都是老寿星坚持了一辈子的养生妙招。

百岁老人保持思路清晰有秘诀

家住广州市越秀区执信南路竹丝村的黄建勋老人，刚刚度过他的 100 岁生辰。在寿宴上，别人问他问题，他都回答得非常清晰，完全看不出已有百岁高龄，这跟他平时的生活习惯有着很大关系。

坚持看报、写日记

"我每天要看四五份报纸，特别留意报上的健康知识。以前我都会把喜欢的内容做成剪报，近两年精神稍微差了点儿，但仍然坚持每天阅读。"黄建勋说。

老人还喜爱写日记，现在仍然保留这一习惯。"我喜欢记录日常生活中的趣事，"黄建勋表示，"看报纸能接收新的事物，关心国家大事，而写日记可以锻炼思维。"

心情愉悦是秘诀

黄建勋曾任中山医科大学基建处科长，在退休前一直过着忙碌的生活，这种忙碌并没有因为退休而终止。黄建勋退休后增加了很多的兴趣爱好，比如下棋、唱歌、写字等，还会每天和朋友聚会。

黄建勋居住的小区有一个退休干部活动中心，他是那里的常客。活动中心有很多的活动器材，比如按摩机、跑步机等 30 多种，每种他都会用。"我前两年还用跑步机跑步呢!"黄建勋骄傲地说。另外,老人每天都会用按摩机按摩,一用就是一个多小时。

保健品不乱吃

黄建勋一直非常健康,很少去医院,但是年前却不得不去医院治疗。"我退休后就只住过 3 次院,每次医生都跟我女儿说没希望了,但是我现在仍然精神很好,完全没事。"黄建勋说。黄建勋的保姆说:"年前去医院其实并不是大事,老人的女儿过年前买了保健品送给老人,因为是女儿的孝心,所以就吃了,但老人对其过敏。"所以黄建勋出院后,一直表示保健品不能乱吃。